LE
DIABÈTE SUCRÉ

DE SON TRAITEMENT ET DE SA GUÉRISON

PAR

Le Docteur J. BLANCHET (du Montet)

Ancien Diabétique

Membre correspondant de la Société médico-pratique de Paris,
Membre titulaire de la Société d'anthropologie de Paris,
Membre de l'Association française pour l'avancement des sciences,
Membre de la Société contre l'abus du Tabac,
Autrefois Médecin requis à l'Hôpital militaire de Vincennes.

Θεράπευσον σεαυτον
GUÉRIS-TOI TOI-MÊME

γνῶθι σεαυτόν
CONNAIS-TOI TOI-MÊM.

PRIX : 4 FRANCS

PARIS

ADRIEN DELAHAIE, LIBRAIRE-ÉDITEUR

1877

Tous droits réservés

DIABÈTE SUCRÉ

DE SON TRAITEMENT ET DE SA GUÉRISON

DIABÈTE SUCRÉ

DE SON TRAITEMENT ET DE SA GUÉRISON

PAR

Le Docteur J. BLANCHET (du Montet)

ANCIEN DIABÉTIQUE

Membre de la Société médico-pratique de Paris,
autrefois médecin civil
requis à l'hopital de Vincennes.

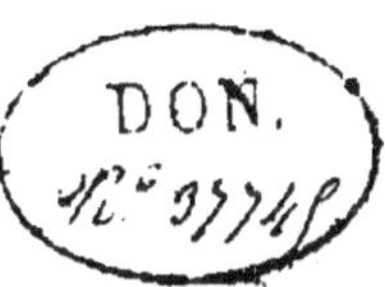

PARIS

ADRIEN DELAHAIE, LIBRAIRE-ÉDITEUR

—

1877

Tous droits réservés.

PREMIÈRE PARTIE

DIABÈTE SUCRÉ.

DE SON TRAITEMENT ET DE SA GUÉRISON

INTRODUCTION

Ce n'est point une doctrine nouvelle que je présente à mes lecteurs, ce n'est point un système, des hypothèses, mais des moyens pratiques de la guérison du diabète; c'est simplement une suite de remarques, faites par un docteur diabétique, sur lui-même et ses clients. Les diabétiques seuls comprendront ce que l'on ressent dans cette ennuyeuse maladie, qui finit par devenir une des plus graves affections de notre pauvre nature.

Mon but unique est donc de m'adresser à eux, de leur faire comprendre dans quel état ils sont; ce qu'ils ont à espérer, ce qu'ils ont à craindre. Point de grands mots; point de textes grecs ni de textes latins; point de citations remontant à Arétée, à Hippocrate; point de discussions sur le vitalisme, le matérialisme, sur l'école de Paris, sur l'école de Montpellier, etc., etc. Tout ceci fait peu pour le diabétique. J'ai lu, relu à peu près tout ce qui a été écrit, publié par les chercheurs, par nos hommes les plus compétents, professeurs, savants français, savants étrangers, et de tout cela, en dehors d'un régime sérieux et de tous les instants, que je décrirai dans ma seconde partie, je n'ai rien retiré, sinon des doutes terribles, des angoisses, presque le désespoir.

C'est alors que j'ai observé minute par minute ce que je ressentais, la nuit, le jour; c'est alors que je pris mes urines à partie et qu'armé des plus simples procédés, j'ai pu voir ce que me produisait telle précaution, telle action, tel médicament; en un mot quelle règle de vie je devais adopter. J'en suis si heureux que je veux adresser ces quelques lignes à mes compagnons d'infortune, certain de leur rendre un immense service s'ils veulent bien me suivre dans mon traitement.

Cet ouvrage consciencieux sera partagé en deux parties :

1° Ce qu'éprouve un diabétique, c'est-à-dire les effets du diabète;

2° Ce que j'ai fait pour me guérir.

Je parlerai dans la première partie de tout ce que j'ai observé chaque jour, étant profondément diabétique. (50 à 60 grammes de sucre pour un litre d'urine.) Des observations très-utiles termineront chaque description.

La deuxième partie résumera mon traitement et les moyens que j'ai employés, après beaucoup de tâtonnements, pour arriver à la guérison.

Les Causes du Diabète.

Où les trouver? La question est
aussi incertaine que celle du siége
de la maladie; ce qui prouve que
cette affection, tout en ayant fait
passer beaucoup de veilles à nos
savants, est encore toute neuve.
Pour moi, voici les causes que j'ai
remarquées comme certaines :

1° *Une diathèse rhumatismale,
articulaire, goutteuse, sciatique.*

A vingt ans, j'étais rhumatisé; au
moindre froid, mes nerfs sciatiques
se plaignaient; les froids intenses
que j'ai subis plus tard, ne firent
qu'aggraver ces douleurs et le diabète arriva; quelques tophus, aux

petites articulations des doigts, s'étaient formés.

2° *Des travaux incessants de corps et d'esprit, hors de la force du sujet.* Je passais mes jours et mes nuits au travail, malheureusement en voiture.

3° *Des impressions pénibles.* Une perturbation générale du système nerveux, perte d'un enfant, de mes proches, voitures renversées, essieux cassés, courses vertigineuses, coup de pied de cheval : rien ne me fut épargné.

4° *Le refroidissement.* J'en parlerai au long dans les pages suivantes; on ne peut contester son action nuisible, détestable; les pays froids sont les lieux de prédilection de cette maladie.

5° *Une nourriture insuffisamment réparatrice ou trop végétale.* Je ne mangeais presque rien de tout le jour et à des heures très irrégulières; j'aimais surtout les féculents, les choses sucrées.

6° *La grossesse, l'allaitement.* J'ai vu, dans ma pratique, un exemple frappant, indéniable, de cette cause, chez une jeune mère dont je parlerai plus tard; ce n'est pas un diabète passager, mais persistant, avec grande énergie.

Je laisse de côté, les boissons fermentées, trop abondantes, l'abus des plaisirs, l'onanisme; ce qui est cependant une cause sérieuse de déperdition de forces. Nos bons cultivateurs, en général, sobres et sages, sont presque en aussi grand nombre diabétiques que la gent riche et viveuse.

7° *L'hérédité peut elle être pour*

quelque chose dans le diabète? Mon
vieux père (mort à soixante-dix-huit
ans) était profondément rhumatisé, goutteux, granuleux et avait un
peu de sucre dans les urines.

M'a-t-il laissé tout cela en héri-
tage ?

Bouchardat, Blumenbach, Pavy,
Wagner, Charcot, soutiennent qu'il y
a hérédité.

Passons sur le trop grand usage
des purgatifs, des diurétiques, des
mercuriaux, sur les hémorrhagies
abondantes; les suppurations, les
fièvres de longue durée, les névral-
gies rebelles, la suppression subite
d'un flux habituel, des sueurs, ce qui
est plus sérieux; la morsure du ser-
pent dipsas, la contagion, etc., etc.

Je ne parlerai pas non plus des
causes organiques; c'est trop long,

trop scientifique ; le diabétique ins-
truit qui voudra les connaître, les
étudier, s'adressera aux livres de
Bouchardat, Mialhe, Contour, Clark,
Marsh, Capozzuoli, surtout de Claude
Bernard. Malheureusement on ne
trouve chez ces Messieurs que des
théories, point de certitude.

A tout âge, on peut être atteint
du diabète ; on a rencontré des
enfants de deux ans, douze ans, on
a vu des vieillards devenir diabétiques, même après quatre-vingts ans.
Moi, j'avais l'âge moyen de la vie,
quarante ans. L'époque la plus fréquemment vouée à cette maladie est
entre quarante et soixante-dix ans.
Tous les sexes y sont sujets, cependant il y a moins de femmes que
d'hommes ; la différence est d'un
tiers. Le plus grand nombre des dia-

bétiques sont obèses, dit-on : les trois quarts que j'ai connus, ne l'étaient pas.

Quant aux professions, on voit en première ligne les notaires, les fermiers, les négociants, les rentiers, les prêtres, les médecins, tous gens de cabinet, de peu d'exercice; la voiture du médecin, par exemple, ne lui donne point de travail aux bras, aux jambes; on peut conclure que l'usage habituel de la voiture, du fauteuil est funeste au point de vue diabétique, sans être une cause absolue de cette maladie.

Suivez attentivement le tableau suivant, dressé par Monsieur le docteur Max Durand-Fardel, médecin consultant très-suivi à Vichy, où il soigne beaucoup de diabétiques, et vous verrez que l'inaction, le cabinet, le fauteuil, la bonne table sont pour beaucoup dans la maladie de ses clients.

Notaires	9	Pharmacien	1
Ex-notaires	3	Diplomate	1
Avoués	3	Député	1
Huissier	1	Magistrats	3
Avocat	1	Hommes de lett.	3
Employés	4	Prêtres	8
Employé retraité	1	Insp. des forêts	1
Employés sup	2	Officiers	3
Administrateur	1	Généraux	3
Banquier	1	Officiers retraités	2
Professeurs	2	Officiers de mar.	3
Amiral	1	Confiseur	1
Sous-intendant	1	Cuisinier	1
Médecins	7	Imprimeur	1
Vétérinaire	1	Bouchers	2
Cultivateurs-fer	10	Tailleur	1
Industriels	6	Commis-voyag	1
Commerç-négoc	15	Scieur de long	1
Ex-commerçants	3	Peintre	1
Entrepreneurs	3	Artiste lyrique	1
Maîtres-d'hôtel	2	Rentiers, propr.	25

Siége du diabète.

Je ne parlerai point du siége du
diabète, de l'organe qui forme le
sucre : jusqu'ici il a été impossible
de le découvrir.

M. Claude Bernard a ses idées
(cerveau, foie), M. Mialhe les siennes
(le sang), M. Bouchardat localise
l'affection dans l'estomac; d'autres
dans le pancréas, les poumons, les
reins, les intestins, etc., etc. Presque
tous les organes principaux du corps
ont été, tour à tour, mis en avant et
aujourd'hui, malgré de savantes recherches, de merveilleuses discussions, de profondes controverses,
entre nos plus grands savants, nous

ne savons rien de positif: voilà pourquoi je ne parlerai point du siége de
la maladie. Du reste nous connais-
sons les effets, nous avons tout un
arsenal de médicaments, de mé-
thodes, occupons-nous donc exclu-
sivement de ces effets et des moyens
de les guérir ou du moins de les
atténuer autant que faire se peut.

Début de mon Diabète ; impressions
mauvaises.

La fatalité voulut que je fusse
médecin et médecin de campagne,
c'est-à-dire voué à toutes les in-
tempéries, à toutes les fatigues de
l'homme qui agit; il faut qu'il dirige
son cheval, tantôt dans des nuits
noires, à travers les neiges hautes,
les glaçons luisants, les broussailles
épaisses, les ruisseaux effondrés, les
boues profondes , nauséabondes ;
sous la pluie torrentielle, le vent
froid, sifflant en plein visage, le
brouillard impénétrable; tantôt sous
une chaleur torride, une poussière
desséchante.

Pendant dix ans, j'ai tout supporté

avec gaîté, avec joie, avec enthou-
siasme; j'étais fort, jeune, robuste;
jamais le moindre malaise, la
moindre maladie ; j'aimais ma
profession; je sentais que j'allais
secourir de pauvres paysans, des
malheureux perdus dans les montagnes et je partais quelquefois sans
manger, sans boire; je voyais jusqu'à
quinze, seize malades en vingt-quatre
heures. Je n'avais aperçu aucun
signe avant-coureur, précurseur; le
diabète ne pouvait être latent chez
moi; point de crampes d'estomac,
point d'ambliopie, point d'anaphro-
disie, point de courbature, d'amaigrissement; tous ces symptômes
sont venus progressivement pour
disparaître sous l'effet de mon traitement.

Arrive notre affreuse guerre de

1870 , je lisais en voiture , nos désastres effroyables , mon cœur battait, mon imagination s'exaltait; je voyageais tout le jour , toute la nuit, je ne dormais point , haletant, consterné.

Quelques temps avant, deux accidents terribles faillirent me causer la mort. Un cheval qui paissait en liberté, dans ma prairie, me lança, en pleine poitrine, un coup de pied formidable; je restai immobile, sans connaissance, étendu par terre, j'eus peur, très-peur, je me crus mort. Un peu après, au milieu de mes courses sans fin, l'essieu de ma voiture se brisa et mon cheval, aiguillonné par le marchepied, qui frappait incessamment sa jambe, m'entraîna dans une course folle, tantôt sur les rochers, tantôt sur les fondrières, à plus de trois kilomètres.

J'eus encore peur, très-peur; la nuit fut mauvaise, sans sommeil ; le lendemain, palpitations violentes du cœur, se renouvelant sans cesse. Alors j'eus soif, puis cette soif insatiable ne fit que redoubler; les envies d'uriner augmentèrent. Au bout de quelques semaines, je pensai au diabète, mais je n'osai examiner mes urines, tellement cette maladie m'épouvantait ; cependant il fallait se décider et au moyen de la méthode si simple de notre professeur Bouchardat, je trouvai une coloration rouge, noire ; j'avais d'emblée 50 grammes de sucre pour un litre de liquide.

Je crois fermement que ces diverses impressions nerveuses ont été funestes pour moi, car le diabète suivit de près ces divers accidents ; son début fut foudroyant.

La mort de mon vieux père, arrivée pendant mon séjour de Vichy, me fit aussi beaucoup de mal. Les eaux prises, dans une époque de chagrins profonds, d'ennui prolongés, me furent inutiles, sinon nuisibles ; ce qui prouve, entre parenthèse, que les saisons thermales du diabétique demandent, pour être profitables, un esprit tranquille, calme, à l'abri de tous soucis, de toutes perturbations irritantes.

En résumé, on peut conclure de ce paragraphe que le manque de nourriture suffisante, les fatigues désordonnées et surtout les impressions pénibles, violentes, chez mon tempérament essentiellement impressionnable, ont accompagné, sinon occasionné, le début de mon diabète ; plus tard toute contrariété grave l'a toujours augmenté.

Caractère du Diabètique.

Comment définir le diabétique ?
C'est difficile.

Avant la maladie j'étais joyeux,
fort, vigoureux : passer les nuits
à visiter mes malades , passer les
jours à les revoir encore , était pour
moi une bagatelle , un bonheur ; je
riais, je chantais , tout était rose ;
le diabète survenu, je voyais tout en
noir ; tout m'ennuyait, tout m'exas-
pérait ; les hommes me chagrinaient ;
mes domestiques ne marchaient
point à ma guise ; seuls les enfants,
les petits enfants, avec leurs figures
innocentes, leurs cheveux bouclés,
leurs figures d'anges, me faisaient

rêver ; seuls le chant des oiseaux, la fleur parfumée, la prairie verdoyante, l'aube ensoleillée, le crépuscule mystérieux, la lune, se levant blanche et sereine, le calme, la retraite me plaisaient. Mon chien fidèle gambadait autour de moi, silencieux, inquiet, il ne me quittait pas ; je le supportais ; mais si une famille, unie, agréable, m'arrivait courant, chantant, se trémoussant, je trouvais que l'on causait trop, que l'on chantait trop, que l'on se trémoussait trop. Ah mon Dieu ! Quel ennui d'être diabétique : le diabétique, surtout le nerveux, est un être isolé dans la création, dans la société, dans la famille humaine. Si le ciel est sombre, la journée froide, le voilà bouleversé. Si son journal n'est point de son avis, il n'y tient plus, sa tête se monte, ses nerfs s'agacent ; il se dit : pourquoi parle-t-il ainsi ?

Rien n'est impressionnable comme un diabétique ; il faut qu'il ait une volonté de fer, de héros, pour mettre une borne à son tempérament. Il ne voit plus du même œil ; il ne sent plus des mêmes sens ; il est ennuyé, irrité ; le monde entier ne pense plus comme lui.

A la moindre émotion, ses urines contiennent de suite un surcroit de sucre ; ses forces sont diminuées de moitié, il ne mange plus, il compte les jours, il compte les heures ; essentiellement impressionnable, tout ce qui peut le troubler, cause une aggravation profonde dans sa maladie.

J'ai vu, à ce propos, un de mes

clients, fortuné, fort, plein d'esprit ;
il chassait, il dansait au besoin ;
c'était un homme charmant ; tout
souriait autour de lui. Survint le
diabète ; sa bonne humeur changea,
il devint accariâtre, parfois un peu
irascible ; on ne comprenait rien à
ce changement ; une saison à Vichy,
de l'exercice au gymnase, des courses soutenues, des douches bien
appliquées, des conversations agréables, intéressantes, l'eurent bientôt
ramené à la vie physique et morale.

Que les personnes qui entourent
le diabétique, sachent bien que ce
sont des soins empressés, un régime
étudié, des caresses réitérées, et non
un oubli blamâble, qui le sauveront
longtemps, pour toujours.

Je n'ai aujourd'hui, grâce à Dieu,
que des souvenirs de ces tristes ins-

tants, mais ces souvenirs me font
encore trembler. Sans le régime que
je décrirai plus tard, ma guérison ne
fût jamais venue.

Les effets du Diabète.

Les effets du diabète ne sont pas chez tous les mêmes; cela dépend souvent de la constitution, du tempérament, en un mot de l'individu.

Un diabétique très-robuste, très musclé, résistera davantage au mal que le malheureux, faible, rachitique, déjà épuisé par d'autres maladies.

Je ne parlerai, pour plus de sûreté, que des effets que j'ai éprouvés; ils seront sûrs, affirmatifs; pour eux, point de doute possible; je relaterai aussi ceux de mes clients, que j'ai suivis, que je soigne encore tous les jours. De ceux que je n'ai point connus, que puis-je dire? Ils sont

décrits scientifiquement par tous nos
grands auteurs; on peut donc les
lire, les relire dans leurs ouvrages;
le principal, pour le malade, est de
se conduire, de se retrouver dans ce
dédale d'idées, d'hypothèses, de sup-
positions souvent diamétralement
opposées.

Ainsi moi je n'ai jamais faim, un
autre est tourmenté par une boulimie
désespérante, il mangerait des mon-
ceaux d'aliments; celui-ci a une
diarrhée constante, cet autre une
constipation opiniâtre; mes féces,
à moi, sont régulières à heures mar-
quées; l'un a une peau sèche, point
de sueurs, moi, c'est tout le contraire,
parfois, le matin, l'empreinte en est
marquée sur la couche.

Il y a, on le voit, dans cette mal-
heureuse maladie, bien des degrés,

bien des variations, bien des simili-
tudes mais aussi bien des contraires;
ce sont des nuances constantes que
le médecin est forcé de remarquer,
que le malade est forcé de noter.

En somme, comme je l'ai déjà
dit, je ne parlerai longuement que
de la forme de mon diabète, heureux
si quelques diabétiques similaires
veulent me suivre et profiter de mon
expérience. Cependant je ne laisserai pas sous silence beaucoup de
remarques, de faits assurés, admis,
par nos meilleurs observateurs, nos
meilleurs écrivains ; ce sera le com-
plément, la corroboration de ce que
j'ai vu, souffert, observé sur moi-
même.

Les Urines du Diabétique,
leur analyse.

Les urines du diabétique! Quelle
chose fatigante, désagréable, pénible! Elles ne sont point fétides, elles
ont l'odeur de la violette, du chloroforme, de la pomme de reinette; elles
ne sont point boueuses, rouges,
ammoniacales; mais claires, claires
comme une source pure, à moins
que le diabétique ne soit profondément cachectique.

Des empiriques affirmaient et
affirment encore connaître de loin,
sans examiner le sujet, la maladie
du patient. Je doute, s'ils ne sont
point des hommes sérieux, des chi-

mistes, des docteurs, usant de nos magnifiques procédés d'analyse, qu'ils puissent juger de notre maladie par la seule inspection de nos urines. Elles sont si belles, si limpides ! En les voyant tomber, elles moussent comme du champagne ; une foule de bulles aérées, recouvrent la terre à leur chute, si elles viennent de haut c'est une couche de neige ; on ne croirait jamais qu'elles renferment l'indice d'un mal souvent réputé incurable.

En dehors des réactifs, il existe cependant des moyens de simple observation pour reconnaître, par les urines, un diabète probable. En touchant vos doigts, qui en sont imprégnés, vous ressentez qu'ils se collent ensemble, qu'une matière gluante, glutineuse, qu'une sorte de mélasse, d'eau fortement sucrée, que du sucre, en un mot, reste dans votre main. Un autre jour, que cette main se porte sur le linge, les parties de vêtement qui sont forcées de recevoir quelques gouttes d'*urine*, elle les trouvera poisseuses, grasses, épaisses ; parfois une couleur blanchâtre, surtout après frottement et à sec, les recouvre ; c'est encore du sucre, du vrai sucre.

Allez au water-closet. Si votre urine coule sur un enduit de chaux, de plâtre, bientôt son passage habituel devient jaune ; on ne peut plus le séparer par le nettoyage, il faut le gratter, parfois enlever le tout : c'est une matière agglutinante, du sucre, toujours du sucre.

A ces signes, le diabétique inquiet, tourmenté, ne sachant ce qui se

passe en lui, veut voir, veut connaître la quantité de sucre que contiennent ses urines, à un milli-
gramme près ; les preuves extérieu-
res ne lui suffisent plus; alors il a les
chimistes savants, les docteurs émé-
rites, les pharmaciens expérimentés ;
il doit les voir, les consulter, il le faut,
il le faut de toute nécessité ; sûr de
lui, il va droit, il ne craint plus ; les
milligrammes , les centigrammes,
les grammes de sucre vont diminu-
ant, sous l'influence du traitement ;
il est heureux, il se sent renaître ;
mais après quelques mois, surtout
quelques années, la fatigue revient,
les symptômes du diabète recommen-
cent, il faut revoir et Chimistes et
Docteurs et Pharmaciens. Quatre,
cinq, dix années s'écoulent, le diabétique alors se lasse et songe à s'exa-

miner un peu lui-même, sans cependant s'abstenir de consulter, de
temps en temps, les vrais expérimentateurs, de revenir au dosage,
aux savants devenus ses amis ; c'est
ce que j'ai fait.

Ainsi sans faire appel, tous les
jours, à la science profonde, sans
employer les procédés de Trommer,
le cuprotartrate de potasse, la liqueur de Fehling, le sous-nitrate de
bismuth uni à la potasse caustique,
toutes analyses assez compliquées,
le diabétique peut employer deux
moyens bien simples pour savoir, à
chaque instant, s'il a plus ou moins
de sucre. Le premier moyen est celui
de Bouchardat, le second celui de
Mialhe.

Premier examen. — M. Bouchardat, notre éminent professeur, em-

ploie l'eau de chaux comme réactif du sucre contenu dans les urines : on prend cinquante grammes de pierres à chaux vives, réduites en poudre, à l'aide d'un peu d'eau. Le malade mêle partie égale de lait de chaux et d'urine, et il obtient par l'ébullition une coloration brune orangée, allant jusqu'au noir, suivant que la quantité du sucre est plus ou moins élevée.

Deuxième examen. — M. Mialhe a un procédé aussi simple ; il suffit d'introduire dans l'urine, renfermée dans un tube, un excès de potasse caustique et de chauffer à la flamme d'une lampe à alcool. Dès que le liquide entre en ébullition, il prend une couleur brune, rougeâtre, que ne présente aucune des autres urines soumises à la même expérience.

Cette coloration est extrêmement tranchée et en rapport avec la quantité de sucre contenue dans l'urine. On voit, par ces deux moyens, combien l'analyse devient facile.

Pour moi, je m'en tiens à ces expériences simples de la coloration et je m'en trouve très bien. Plus la coloration se fonce, plus je ressens les symptômes du diabète et plus alors je respecte mon régime. Du reste, c'est le seul moyen pour les gens retirés dans les campagnes, pour les diabétiques situés loin de bons expérimentateurs, pour ceux qui ne peuvent, faute de science, de fortune, s'adresser fréquemment aux hommes de l'art.

Cependant, si un diabétique très-intelligent veut essayer une analyse paraissant plus sérieuse, il suivra

MM..Martin Solon, Contour, qui eux-mêmes, ont continué Trommer. Dans un tube de verre, on ajoute d'abord une très-faible proportion de potasse caustique solide, puis un fragment de deutosulfate de cuivre; on chauffe très légèrement ce mélange avec la lampe à esprit de vin, et aussitôt, si l'urine contient du sucre diabétique, on observe une réduction du protoxyde de cuivre qui se montre sous la forme d'un précipité jaune-rougeâtre, très manifeste. Si au contraire l'urine ne contient pas de sucre, au lieu d'une réduction d'un jaune rougeâtre, on obtient un précipité noir. La réduction du protoxyde de cuivre a lieu également à froid, mais elle se fait attendre quelque temps; c'est pour cela qu'il est préférable d'élever la température du mélange.

Pour parfaitement réussir, il faut un excès d'alcali, de potasse caustique ; on doit d'autant plus le recommander, qu'on n'a nullement à craindre de dépasser le but.

Employé ainsi, le procédé est infaillible.

Si toujours, j'ai affaire à un diabétique désireux de s'instruire, capable de comprendre, il pourra essayer le procédé de Barreswil.

Une liqueur cupro-potassique est préparée à l'avance ; elle se compose d'eau, de bitartrate de cuivre et de potasse ; la solution est transparente, bien que l'oxyde de cuivre ait été déplacé par la potasse, la composition du liquide est toujours la même ; mélangée à l'urine et portée à l'ébullition, elle donne lieu au même précipité d'oxydule rouge de cuivre.

Il faut savoir que diverses substances autres que le sucre, particulièrement l'urée, précipitent et réduisent le bioxyde de cuivre, que cette facilité de réduction est encore plus grande lorsque la liqueur est ancienne.

Il faut donc avoir toujours des solutions récentes.

La liqueur de Fehling ne diffère du liquide de Barreswil qu'en ce que la soude y remplace la potasse. Ces trois derniers procédés ne donnent pas beaucoup d'avantages sur les deux premiers que j'ai proposés; ils ne sont que plus compliqués, et cela est un inconvénient pour le malade inexpérimenté ; le diabétique n'a pas toujours sous la main et le deutosulfate de cuivre et la solution récente de Barreswil. Avec Bou-

chardat, Mialhe, son urine (et elle
ne manque dans aucun cas) un tube,
une lampe à alcool, un peu de potasse caustique, de chaux vive et
voilà tout.

**Eruptions furonculeuses, ou mieux
diabétiques, car ces éruptions sont
particulières** (*sui generis*).

Beaucoup d'auteurs sérieux par-
lent d'éruptions furonculeuses dans
le diabète, cependant l'éruption n'est
point furonculeuse. Au début de la
soif, au moment où je ne me doutais
encore de rien, quatre à cinq boutons
parurent au-dessus de l'arcade sour-
cilière droite. De prime-abord je
crus aux furoncles, mais bientôt je
vis la pointe, qui était douloureuse,
se ramollir et au lieu d'un bourbil-
lon, de l'inflammation du tissu cel-
lulaire qui pénètre dans les mailles
du derme, je remarquai que cette

pointe avait pris la teinte bleuâtre, jaunâtre, verdâtre ; une matière visqueuse s'échappait des ouvertures et la peau flasque se cicatrisa quelques temps après sans laisser d'empreintes.

Je reconnus bientôt le diabète; l'éruption n'était donc point furonculeuse mais diabétique.

Une saison aux eaux thermales de Néris (Allier)

Après trois semaines passées à Vichy, je voulus essayer Néris. Des douleurs affreuses dans la région lombaire, le long des nerfs sciatiques, me faisaient plus souffrir que le diabète lui-même ; elles dataient de fort loin, ce qui me faisait espérer que le rhumatisme, pouvant être cause

de mon diabète, je guérirais celui-ci
en guérissant celui-là.

J'avais connu plusieurs diabétiques rhumatisés se félicitant d'avoir
fréquenté cette station thermale ; ils
m'affirmaient s'en trouver très bien.

D'un autre côté, je savais que M.
le Docteur de Rance, rédacteur en
chef de la *Gazette médicale de Paris*,
mon ancien collègue et ami, faisait
merveille à Néris ; je partis.

M. le Docteur de Rance était, en
effet là où il a conquis une splen-
dide position en peu de temps. Cette
rencontre heureuse me fit affronter,
sans crainte, et les bains et les douches. Le pays du reste est fort beau ;
vallons, montagnes, arbres séculai-
res, vignes, fleurs, fruits, cirque qui
fait rêver aux splendeurs d'autrefois.
Bienveillants sont les habitants,

douce est la température ; on croirait les baignoires en mosaïque. De vastes piscines offrent en même temps aux malades et le bain médical et les plaisirs variés de la natation. Partout des objets antiques, découverts près des fontaines bouillonnantes, il semble voir encore s'ébattre là les vieux Romains.

Tout alla bien les huit premiers jours, mais alors apparurent mes éruptions dites furonculeuses ; ce n'était plus cinq à six boutons au front, mais cent cinquante à deux cents boutons diabétiques me garnissant tout le corps, les extrémités supérieures, inférieures, le ventre, la poitrine ; ils étaient plus gros, plus violacés, plus inflammatoires. Je voulus partir ; sur les observations

de mon excellent ami M. le docteur
de Rance, je restai.

Bientôt les boutons se séchèrent
sans laisser de traces.

Quelques mois après, une plaque
de nature diabétique c'est-à-dire un
peu violacée, orangée, cette fois gra-
nuleuse, douloureuse, non boutonnée
apparut à la partie interne de ma
cuisse droite et en haut. Cette surface
était agaçante, il me fallait la frotter,
la presser avec la main ; bientôt de
gros boutons se montrèrent et j'eus
beaucoup de peine à triompher de la
plaie qui s'ensuivit ; je me rappelai
alors la gangrène, les anthrax
décrits dans les auteurs et je me mis
à soigner mon ennemi ; plus de frot-
tements de la main, de la chemise,
du pantalon ; le repos au lit , la poudre de quinquina, les cataplasmes de

fécule d'amidon et tout disparut ; ce fut la fin des éruptions. Néris en provoquant une poussée furieuse a-t-il été cause de cette cessation ? Je le crois intimement ; et alors quel bien immense à tirer de ces eaux contre ces boutons, ces plaies, ces éruptions qui peuvent devenir funestes dans une maladie où l'organisme tout entier est affaibli, ruiné !

Un second avantage de ma saison de Néris (celui-ci incontestable) est la diminution de mes douleurs névralgiques, de ces crampes pénibles qui tourmentent, sans cesse, le diabétique, aujourd'hui il faut un refroidissement sérieux, un manque de précautions, un froid très-vif pour m'en souvenir.

Conclusion : Néris ne guérit pas le

diabétique, mais il le soulage et c'est déjà beaucoup.

Du zona diabétique. — Le père Patagon.

Cette année, j'ai rencontré dans mon service d'hôpital, une éruption diabétique qui se termina par la mort ; je vais raconter le fait :

Le nommé Patagon, âgé de soixante-dix-sept ans, était diabétique depuis trente ans (heureux collègue en maladie, tu nous donnes de longues espérances !) Il vivait de la vie des campagnes, ne suivait aucun régime, buvant beaucoup d'eau et parfois beaucoup de vin, mangeant peu et surtout des féculents, ce qui prouve que l'on peut parfois se donner des douceurs, mais sans trop s'y fier ; c'était peut-être une exception.

Dans mon cabinet, après un examen attentif de ses urines, je vis qu'il était diabétique et le fis entrer dans notre hopital. Cet homme qui n'en pouvait mais, réduit à la dernière émaciation, revint, à la suite des soins intelligents de l'hospice, à se porter convenablement, à ne presque plus souffrir ; je ne sais s'il ne se serait pas encore soutenu longtemps sans l'é-ruption qui termina ses jours.

Après deux ans de présence dans la salle où son corps amaigri et même œdématié, résistait vaillamment, il fut pris d'une douleur intense dans la région des lombes ; d'après ses plaintes, je visitai cette partie et, à mon grand étonnement, j'aperçus une éruption partant des extrémités inférieures des côtes et aboutissant au sacrum du côté droit. C'était bien là le zona médical, c'est-à-dire l'herpes saillant, en demi-ceinture, constitué non par une suite interrompue de vésicules mais par une série de groupes vésiculeux, séparés par des intervalles à peine visibles où la peau était restée saine. Les groupes, ordinairement éloignés les uns des autres, étaient ici très-rapprochés; on remarquait difficile-ment les demi-zones. C'est la dou-leur locale, névralgique qui me mit sur la voie; aucune des plaques vésiculaires n'étaient développées; flasques, bleuâtres, noirâtres, elles ressemblaient aux éruptions du dia-bétique décrites plus haut; la gan-grène survint vite et mon malade succomba sans se plaindre. Ses ongles labouraient incessamment les vésicules et contribuaient beaucoup à l'irritation.

Particularités spéciales à ce diabétique et communes à beaucoup d'autres.

Le père Patagon était très-sourd et affirmait que cette infirmité était venue quelque temps après sa soif. Deux autres de mes diabétiques devinrent sourds. J'ai eu moi-même, longtemps, des bourdonnements, des bruits de cloche, des sifflements, des tempêtes dans l'oreille gauche.

Le diabète est-il cause souvent de la surdité ? ? ?

Le père Patagon buvait sept à huit litres de liquide en vingt-quatre

heures et en rendait sept à huit litres;
ce qui prouve que, chez lui, les liquides absorbés étaient en raison
directe des liquides rendus.

Beaucoup de médecins contestent
ce fait, cependant j'ai remarqué le
même résultat chez huit diabétiques;
moi, j'étais condamné à la même
fatalité; si je buvais deux litres de
liquide en vingt-quatre heures, j'en
rendais à peu près deux litres en
vingt-quatre heures; si je buvais
trois litres en vingt heures, les trois
litres étaient rendus dans le même
laps de temps. De là cette recom-
mandation sérieuse de ne boire que
par petites gorgées; les urines, de
suite diminuent de quantité et le
sommeil est moins souvent inter-
rompu.

Huit jours avant sa mort, la soif

disparut ainsi que l'appétit; le sommeil qui, auparavant, n'était suspen-
du que pour uriner, cessa complétement; on ne vit, quelques jours
avant sa fin, aucune trace de sucre
dans ses urines.

Ces deux faits : diminution de la
soif, disparition du sucre dans les
derniers moments, ne peuvent être
contestés.

Grand était son goût pour les
féculents, pour les pois, les pommes
de terre, pour les fruits; le raisin
surtout faisait son bonheur et on sur-
prit, bien des fois, ce pauvre vieillard
volant, dans l'enclos, ces grappes à
peine jaunies par le soleil, grappes
qui l'attiraient invinciblement.

Cette propension confirmerait l'o-
pinion des auteurs qui soutiennent
que le diabétique adore tout ce qui

est contraire à son régime, c'est-à-dire les matières féculentes, sucrées. Ce désir est aussi très-prononcé chez moi; si je ne l'avais pas combattu c'eût été désastreux.

Langue, Palais de la bouche du Diabétique, ses dents, ses gencives

La langue est ordinairement sèche, fendillée, surtout le matin. A ce moment il semble qu'on ne peut la remuer; sa couleur est blanchâtre; elle est couverte de petits pelotons de salive, desséchés, limoneux.

Le palais de la bouche, sur lequel elle se colle, est aussi très-desséché, rugueux; on dirait que la voûte palatine est parsemée de petits grains de sable.

La luette, à l'unisson, s'adapte à la base de la langue et vous ne pouvez avaler votre salive, déguster quoi que ce soit sans avoir bu un peu de liquide.

Les fosses nasales, elles-mêmes, se sentent de cette aridité; la partie supérieure est enchifrenée; plus profondément, entre les piliers de l'arrière-gorge, on extrait parfois avec peine de petits crachats durs, gluants, désagréables, c'est le résidu de la salive, des humeurs de la muqueuse nasale qui est venu se concréter en cet endroit.

En général, dit-on, l'odeur de la bouche est particulière et peu agréable; je ne le crois pas; ma salive avait un goût sucré et l'odeur était celle du chloroforme, de la pomme de reinette, odeur que l'on peut supporter sans peine. Cette sensation n'est donc point désagréable. Il faut cependant que le diabétique ait soin

de sa bouche, de ses gencives, de
ses dents, comme je le dirai plus
loin.

Ses Dents, ses Gencives.

Qu'il est pénible de perdre ses
dents, surtout lorsqu'on est encore
jeune ! Elles sont blanches, fortes ;
elles font l'ornement de votre visage;
elles cassent une excellente noisette,
broient le pain le plus dur, et voilà
que, tout à coup, elles se déchaussent,
s'ébranlent et tombent fraîches, in-
tactes, presque sans douleur.

C'est le fait du diabétique. Au
bout de quatre ans de diabète, mes
dents ont commencé à m'inquiéter;
jusque là, elles étaient vraiment
bonnes, vigoureuses. Un beau matin,

les gencives me font mal, elles se gonflent, de petits abcès discrets, peu désagréables apparaissent; après plusieurs interruptions, plusieurs alternatives d'engorgement, un liseret ulcéreux se forme au pourtour d'une dent molaire, et en très peu de temps, cette dent vacille, s'ébranle au mouvement de la langue. La gencive s'affaisse, s'élargit, se rapetisse, baisse et la dent tombe. Si encore elle avait été gâtée, nécrosée, nauséabonde ! Enfin elle est absente, mais ce n'est point sa faute ; la gencive seule est coupable. En effet à la suite d'abcès successifs, cette gencive devient fongueuse, sanguinolente, ne se rétrécit qu'à la base ; elle soulève pousse, relève la pauvre dent qui est en quelque sorte forcée de s'échapper, de sortir de son alvéole. Un jour

votre doigt la retire et c'est alors
qu'elle semble vous demander par-
don car elle est bonne, fraîche, et ne
souhaitait que vous servir encore.
Son expulsion étant terminée, la gencive, en cet endroit, reste gonflée,
inerte, spongieuse, alors la partie
voisine se prend à l'imiter; la
seconde dent obéit; suivent les
mêmes phénomènes pour une grande
partie des dents, si le diabétique n'est
pas prévoyant, s'il ne suit pas son
régime, s'il n'a pas soin de nettoyer
tous les jours ses gencives avec
chlorate de potasse, astringeants de
toute sorte, poudre de quinquina,
tanin, etc., etc.

L'estomac du Diabétique

M. Bouchardat a dit, quelque part
dans ses livres, que le siége du diabète était dans l'estomac ; franchement, je ne sais s'il a raison ou tort,
mais il est certain que l'estomac joue
un rôle puissant dans le diabète.

Chez moi diabétique, pendant sept
années, je ne voyais que l'estomac ;
quand il allait bien, tout allait bien.
Il me semblait que c'était un être à
part, isolé, vivant au dedans de moi,
sans s'occuper du reste du corps,
mais comme le dit fort bien le bon
Lafontaine :

S'il a quelque besoin, tout le corps s'en ressent.

Il a ses instants, ses moments, ses caprices surtout. Chez l'un, il demande à dévorer ; rien ne lui suffit ; il engloutirait de quoi nourrir dix hommes ; chez d'autres il ne veut de rien.

Le matin votre bouche est sèche ; un peu d'eau froide rend à votre palais sa fraîcheur, vous respirez, vous seriez presque heureux, si vous pouviez prendre un peu d'exercice mais votre estomac est là ; il vous crie : avant tout, il me faut à manger ; l'appétit s'y refuse, il crie plus fort ; alors vous mangez sans faim. Choisissez, il veut quelque chose et il le lui faut donner ; sans cela point de trêve, point de relâche ; ce sont des crampes intolérables, des tortillements indéfinis. Ce qui ne lui plaît pas, ce qui est trop vite ingurgité, il le rejette, sans refuser un instant après

un autre aliment qui sera de son
goût, pris à petites doses, sans préci-
pitation. Il semble, comme je l'ai dit,
que vous possédez en vous un autre
être vivant. Le régime du diabétique
ne veut point de féculents, de matières sucrées; lui. par mauvaise nature,
exige parfois ces aliments et il faut
obéir ou ne point se nourrir; obéissez,
prenez même les choses défendues,
bientôt il tolèrera la viande, les toniques.

Du reste, il n'y a pas que dans le
diabète que cet organe se montre
capricieux ; toutes les maladies de
ce précieux laboratoire, sont mar-
quées à ce coin. Chez lui la même
affection veut, dans différents sujets,
des aliments différents, des médicaments, un traitement souvent presque opposé. Il n'est pas étonnant que

le diabétique soit son esclave de tous les instants.

Le meilleur serait de faire deux repas sérieux, un à dix heures, l'autre à cinq ou six, mais la chose est bien difficile, vu les besoins souvent répétés de l'estomac.

Il se passait chez moi un fait singulier ; couché à dix heures du soir, je me réveillais à 4 heures du matin ; des crampes terribles se faisaient alors sentir à l'estomac ; il demandait, il s'imposait, il fallait s'occuper de lui ; alors deux ou trois gorgées de liquide, *verbi graciâ* d'eau de Vichy, de Vals, lui suffisaient, il se calmait. Si, par précaution, j'avais placé, un peu de nourriture sur la table de nuit, il était encore plus heureux d'en goûter et s'apaisait jusqu'au matin. Cela s'explique, il avait besoin de consommer ; mais

chose bizarre ! si je n'avais ni boissons, ni nourriture, une flanelle, dou-
blée en quatre, que je n'oubliais
jamais près de moi, lui était appliquée ; aussitôt, réchauffé par ce simple appareil, il se taisait ; il se con-
tendait même souvent de la pression
de mes deux mains, ce que je ne
m'explique pas. La chaleur, la pression, produisant cette chaleur, peu-
vent-elles avoir les mêmes effets que
la nourriture, les boissons ? Ce n'est
pas probable, mais c'est un fait certain, assuré pour moi ; je l'ai éprouvé mille fois. Le refroidissement, si
cruel pour le diabétique, n'explique-
rait-il point le tout ? La nuit on se
découvre ; certaines parties du corps
se refroidissent et cela peut suffire.
La preuve c'est que les intestins, eux-
mêmes, ressentaient cette impression

du froid et le témoignaient par de légères coliques qui cessaient aussitôt que la flanelle, les mains chaudes leur étaient appliquées. Il faut donc veiller sur ses couvertures, ne les point quitter.

La flanelle, les mains, la chaleur enfin n'agissent certainement pas de même chez tous les diabétiques; beaucoup n'y croient pas, alors qu'ils aient soin d'avoir toujours à leur portée quelques petites provisions. La nuit peut être mauvaise, sans repos, sans sommeil ; cette précaution coûte peu, ce sont des provisions de voyage dont on ne se sert que si on en a besoin. Jamais je ne montais dans ma voiture, sans avoir une gourde remplie d'eau vineuse, un morceau de saucisson , quelques viandes grillées.

**Troubles de la vue : mouches, ambliopie,
cataractes du diabétique.**

Pendant mes cinq premières années de maladie, ma vue se con-
serva bonne, franche, nette et les
descriptions que j'avais lues sur les
diabétiques, devenant parfois presque aveugles, aveugles même, par
suite d'amaurose, de cataractes, etc.
semblaient ne devoir pas m'atteindre.

Un brave Alsacien, assis à la table
d'hôte de Vichy, en face de moi ;
deux Docteurs, mes amis, placés l'un
à ma droite, l'autre à ma gauche,
tous diabétiques, portaient, il est
vrai, des lunettes et ne voyaient,

sans ce précieux instrument, que fort peu de choses ; cependant, malgré leurs assertions, je ne croyais pas que le diabète seul fût cause des troubles de leur vision. Aujourd'hui pour moi il n'y plus à douter.

Deux petites mouches noires, désagréables au suprême degré, commencèrent à apparaître au devant de mon œil droit. Elles voltigaient, allaient de bas en haut, de droite à gauche, suivant les mouvements de l'œil ; je pouvais à volonté, leur donner la direction que je voulais ; tantôt, petits points noirs imperceptibles, tantôt mouches aux ailes déployées, aux ailes fermées, quelquefois nébuleuses, elles disparaissaient pour revenir encore comme pour me taquiner. Cependant je remarquai qu'elles ne se

montraient plus des mois entiers et
c emoment correspondait aux pério-
des où j'avais le moins de sucre
dans mes urines. L'œil gauche était
parfaitement sain et n'eût jamais de
mouches.

A la fin de la sixième année, l'ambliopie commença ; les brouillards,
le manque de fermeté dans le regard
arrivèrent ; les contours des objets,
surtout à faible distance ; les décou-
pures fines, les colorations variées
des fleurs, parurent bientôt difficiles
à distinguer ; la plume, en écrivant,
allait plus vite que la vision ; il me
fallait aussi à moi des lunettes. Les
yeux s'altèrent donc profondément
dans le diabète ; mais courage, avec
un traitement sérieux, cette faiblesse
de la vue, à moins qu'elle ne soit
trop forte, disparaîtra en grande par-

tie. Ainsi mes deux et souvent trois petites mouches, que je voyais, même en fermant les yeux, ont disparu complétement ; l'ambliopie n'existe plus, mes lunettes sont mises de côté, mais j'ai été sage, j'ai suivi avec ténacité, opiniatreté, religieusement mon régime ; chaque fois que je m'en écartais, les mouches maudites revenaient, le détail des objets m'échappait. Les troubles de la vision peuvent donc se guérir.

Si par malheur dans la maladie avancée, il survient une, deux cataractes, ne désespérez pas encore. Autrefois on affirmait (tant le diabète faisait peur !) que l'on ne pouvait les enlever par l'opération, et guérir le diabétique, s'il rendait encore du sucre dans ses urines. Aujourd'hui la science peut affirmer

qu'un diabétique, rendant toujours
une quantité considérable de sucre,
peut être guéri et voir encore large-
ment sa maison aimée, ses parents,
ses enfants chéris, ses amis fidèles.

Une de mes malades, habitant un
village voisin, vint me consulter.
Jeune (vingt-cinq ans) vigoureuse,
elle se plaignait d'une soif ardente,
d'envies fréquentes d'uriner, de
crampes, etc. etc., tout cela datant de
sa troisième grossesse ; à l'examen
de ses urines, je reconnus un diabéte
très prononcé. Aussitôt, je lui ordonne un régime sérieux, des précautions bien déterminées; mais que
faire dans un domaine, au milieu de
vingt personnes ne vivant que de
légumes, de féculents ?

La maladie ne fit que s'accroître et,
au bout de trois ans, elle était aveu-

gle ; une cataracte double couvrait ses yeux.

Elle consentit à se faire opérer par M. le Docteur Mony (près Montmarault (Allier), Docteur émérite qui n'en est plus à compter ses succès. Il y avait beaucoup de sucre dans ses urines, et malgré ce cas, que l'on redoutait tant autrefois, l'opération réussit à merveille. La jeune mère de famille put contempler , avec bonheur, l'enfant qui, peut être, a été cause de sa maladie.

Cette observation semble prouver premièrement, que la grossesse est une cause du diabète, secondement que l'opération de la cataracte peut sûrement réussir même lorsqu'il y a beaucoup de sucre dans les urines. Les Desmarres, père et fils, du reste, avaient affirmé ce dernier fait, par leurs résultats heureux et nombreux.

Le froid, l'humidité
(au point de vue diabétique)

Le froid est-il une des causes, ou un des effets du diabète ? C'est une question à poser; si ce n'est point une des causes, c'est certainement un des effets. Le diabétique est ordinairement frileux, mal à l'aise pendant l'hiver, au milieu des brouillards, au milieu des pluies; sa saison de prédilection est le printemps, l'été, le commencement de l'automne. Il devrait toujours habiter les pays chauds, tempérés. Dans cette incroyable maladie, dont on ne souffre

en général presque point, si l'on
prend des précautions ; avec laquelle
on peut passer ses jours tristement,
mais cependant avec laquelle on vit,
avec laquelle on jouit des plaisirs de
sa famille, de la société de ses amis,
le moindre refroidissement, le moindre courant d'air vous donne des
crampes, des douleurs, des angoisses inexprimables ; vos mollets,
vos muscles postérieurs des cuisses
se plaignent amèrement et vous font
gémir.

Je me rappelle et je me rappelle-
rai toujours, d'un hiver terrible : il y
avait, autour de mon clocher, une
épidémie d'angines couenneuses,
de croups ; huit, dix, quinze personnes étaient atteintes dans la
même maison ; des villages entiers
étaient infectés. La glace partout, la

neige partout ; il fallait partir, aller quand même, la nuit, le jour ; la barbe était couverte de givre, le cheval tombait à chaque instant, mais le devoir criait : marche, marche encore! J'ai marché, toujours marché, mais dès ce moment, il a fallu me couvrir de flanelle, de la tête aux pieds ; chemises, caleçons de laine, chaussures fortes, voiture hermétiquement fermée, bouillotte, rien ne me fut de trop. Quand j'oubliais ces soins continus, ennuyeux, un point douloureux apparaissait à l'endroit découvert, du côté où un vent froid, persistant me frappait. Diabétiques, faites comme moi, tenez-vous chaudement. Pour l'intérieur du corps mêmes soins, le matin, par exemple, si vous buvez un liquide trop froid, trop glacé, avant manger, et en

assez grande abondance, de légères
coliques surviennent et il vous faut
aller à la selle en diarrhée.

L'estomac, lui aussi, ressent cette
pénible impression et se montre au
déjeuner, mauvais convive. L'hydrothérapie, que j'aime beaucoup, qui
fortifie énormément, appliquée à
une température très-basse, pendant
l'hiver et même pendant l'été, peut,
sans la réaction, suite de frictions
vigoureuses, énergiques, de courses
rapides, produire un très-mauvais
effet sur le diabétique.

De là, le conseil d'habiter les pays
chauds, où l'on ne connaît presque
pas le diabète. Heureux, mille fois
heureux, les diabétiques qui peuvent
s'y transporter, y vivre; de longs
jours leur sont assurés! Voyez dans
les contrées du Nord, par exemple,

en Angleterre, les diabétiques sont partout ; on les compte par centaines, au fur et à mesure que vous descendez vers le Midi, vous n'en trouvez presque plus.

Donc le froid est mauvais, très mauvais ; il faut l'éviter à tout prix. Je crois fermement qu'il peut être une des causes du diabète ; il est au moins certain que, vu le peu de forces, le peu de chaleur du corps diabétique, il l'accompagne toujours, le fait souffrir énormément et peut produire un très mauvais résultat.

Lésions du foie, de l'encéphale, des reins, des poumons, du cœur.

———

Lésions du foie.

Le foie, en me consultant et en consultant mes clients diabétiques, ne peut être une suite, à plus forte raison une cause du diabète ; jamais je n'ai ressenti quoi que ce soit de ce côté ; c'est l'organe qui m'a donné le moins de soucis. Si chez un diabétique, il y a quelque chose au foie, ce doit être un fait qui a eu certainement une origine indépendante de la glycosurie. Avoir une maladie de foie, ne doit pas attirer forcément et même accidentellement le diabète quoique cet organe puisse, comme tous les autres, être malade, affaibli. L'hypérémie du foie a simplement un caractère concomitant avec la maladie. Du reste, les eaux alcalines, si précieuses pour le diabète, ne peuvent être que très favorables au foie; on peut donc, sans crainte, user des eaux de Vichy, de Vals, de Carlsbad; le malade, dans ces statious a tout à gagner sous la direction d'un bon médecin.

Lésions de l'Encéphale.

Dans le diabète, il y a certainement des troubles provenant des centres nerveux ; les facultés affec-

tives sont profondément troublées ;
il n'y a qu'à examiner les urines, la
soif, la faiblesse, l'amaigrissement,
à la suite de chagrins profonds ; les
troubles ambliopiques, anaphrodi-
siaques, les crampes, l'hypéresthésie,
l'anasthésie ont certainement leur
siége dans le système nerveux. Je ne
veux pas parler ici des accidents
traumatiques occasionnant des lésions de l'encéphale ; M. Claude
Bernard a prouvé que la lésion du
quatrième ventricule du cerveau ,
produisait du sucre, mais de là à
conclure au diabète, il y a loin. Pour
moi diabétique sérieux, je n'ai jamais
été atteint de ce côté. J'aime mieux
M. Marchal de Calvi qui affirme que
les états pathologiques, appartenant
au système nerveux central, sont des
conséquences et non la cause de la

glycosurie. Parmi les innombrables diabétiques, combien ont été lésés dans le quatrième ventricule ? C'est une observation scientifique, ingénieuse, profonde mais voilà tout; elle ne peut s'adresser qu'à l'infinie minorité et partant passer presque inaperçue.

Chez moi, il y eut longtemps des mouvements spontanés, involontaires, de la main gauche ; ma main reposée sur la table, ressentait ces convulsions, je les voyais et ne pouvais les empêcher; rien dans la main droite, mais au moindre bruit, à la moindre émotion, mon corps tout entier frémissait, le cœur palpitait ; il y avait évidemment un trouble des centres nerveux; j'étais épeuré, frissonnant ; jamais je ne me suis aperçu du manque de coordination dans les membres inférieurs ; point de céphalalgie, point d'observations de paralysie dans ma clientèle diabétique. Quelques auteurs citent des faits de ce genre, mais il doivent être rares ; on a remarqué plus souvent la perte de la mémoire, l'affaiblissement de l'intelligence, des mouvements désordonnés, incoërcibles : tous ces effets dépendent beaucoup du régime. Que le malade soit sobre, continent, attentif aux boissons, aux aliments et les bourdonnements de tête et le sommeil de plomb, les ronflements aprés dîner, cessent de suite; c'est le manque de sobriété, l'abus du tabac, l'ardent amour de suivre ses désirs qui, en général, vous donnent ces congestions menaçantes du cerveau.

La pauvre jeune femme dont j'ai

parlé au chapitre intitulé *ambliopie, cataracte*, vient de succomber en trois jours d'une congestion cérébrale suivie de paralysie. L'opération de la cataracte avait parfaitement réussi, malgré beaucoup de sucre dans les urines ; elle se portait relativement bien ; le dimanche elle allait de son pied , à la messe de la paroisse et faisait six kilomètres ; à son retour , quelques inquiétudes , quelques pesanteurs de tète se firent sentir et le lundi, le coma commençait ; en trois jours elle était morte. Voilà , certes , un fait qui prouve suffisamment le rôle fàcheux que peut jouer le cerveau dans le diabète. Dès le commencement de sa maladie, elle s'était plaint de quelques maux de tête et avait fini par perdre la vue.

Autre fait à remarquer. Quelques

jours auparavant, des crevasses s'é-
taient envenimées à la main gauche,
puis à la main droite, elle s'en plaignait beaucoup. Quand je la vis, il n'y
avait ni abcès, ni érésypèle, ni gan-
grène ; tout était à peu près guéri ;
quoique les plaies soient très mau-
vaises chez le diabétique (voir mon
chapitre intitulé *éruptions diabétiques*), il est impossible de faire reposer la mort de cette femme sur deux
ou trois engelures des doigts.

Il y a là un fait encéphalique certain, peut-être sa marche par trop
forte, inconsidérée, a produit la congestion définitive ; en tout cas, c'est
le cerveau qui menait ici la marche
de la maladie diabétique.

Les Reins, leurs lésions

Les reins sont certainement atteints dans le diabète; mais leurs
lésions ne peuvent être là cause de
la maladie. En général, on les a
trouvés flasques, ramollis, pâles,
distendus, dilatés ainsi que les uretères et la vessie. Comment en
serait-il autrement? Ces organes
sont constamment en travail; des
flots d'urines les mettent à contribu-
tion, sans parler du sucre qui peut
les irriter. Griesinger affirme que
les lésions les plus communes sont
celles de la maladie de Bright. J'ai
souvent trouvé un peu d'albumine
dans mes urines. Le diabétique qui
voudra la reconnaître, se servira du

procédé si simple qu'emploie Mialhe
pour trouver le sucre ; la même
expérience servira à ces deux fins.
Un tube, renfermant de l'urine, sera
placé sur la lampe à alcool chauffé
à soixante-dix degrés et surtout à
l'ébullition ; l'urine deviendra plus
ou moins blanche, suivant le plus ou
moins d'albumine qu'elle contiendra;
c'est la coagulation de l'albumine
par la chaleur ; je laisse les procédés
par l'alcool ou l'acide azotique ou
la polarimétrie ; ceci ne rentre pas
dans mon sujet; si à l'ébullition, on
ajoute dans le tube un excès de
potasse caustique, elle deviendra
rouge, noire suivant la quantité de
sucre. Le malade, pour se tranquilli-
ser, peut toujours faire simultané-
ment ces deux expériences.

Le col de la vessie est parfois

irrité, les parties génitales, l'extré-
·mité de la verge peuvent s'ulcérer,
se fendiller; la sécrétion surabon-
dante de l'urine en est toujours la
cause; un peu de propreté, des bains
de siége émollients, un peu de gly-
cérine et tout disparaît vite. Chez
moi, il y avait vers la région lombaire, de chaque côté, un sentiment
de pesanteur, de fatigue, de congestion, parfois même de la douleur;
j'ai dit plus haut avoir souvent trouvé
un peu d'albumine. Il est certain
qu'il y avait quelque chose de mor-
bide; avant le diabéte, je ne sentais
rien. La nuit, le matin surtout, si
j'étais couché sur le dos, cette partie (région lombaire) se couvrait de
sueurs abondantes, en très-peu de
temps; placé de côté, je ne m'aper-
cevais de rien. Est-ce que dans cette

position dorsale, les reins se con-
gestionnent davantage ? Je le crois ;
pour le sûr la position dorsale est
mauvaise ; cent fois je l'ai, expéri-
menté ; si le diabétique est sujet aux
sueurs, il n'a qu'à tenter cette expérience, le matin, surtout après son
premier réveil ; se coucher sur le
dos, donne sueurs en grande quantité, douleur, pesanteur sur les reins ;
se coucher sur un des côtés fait tout
disparaître.

Lésions du Cœur

En général, les observateurs par-
lent peu des changements que le
diabète peut faire subir au cœur.
Beaucoup déclarent qu'il n'est pas

atteint par cette maladie. Je déclare que, pour moi, c'est lui qui, pendant plusieurs années, m'a donné le plus d'inquiétudes. Dès l'apparition des premiers symptômes diabétiques, il a commencé à palpiter ; deux ans après, il y avait intermittence marquée ; dix, quinze pulsations étaient régulières, puis venait une suspension du rhythme ; alors je le sentais comme se retourner sur lui-même, se tordre, faire des bonds pour repartir ensuite et reprendre son travail incessant, avec régularité. Quand j'étais énervé, ému, contrarié, la suspension du pouls se faisait toutes les quatre, cinq pulsations. Tout paraissait dépendre du système nerveux. Pourquoi l'encéphale, souvent atteint dans cette maladie , n'en serait-il pas cause ? Je n'ai jamais eu d'œdème aux extrémités. Aujourd'hui que mes forces sont revenues, que je considère le diabète comme guéri, je ne sens plus rien au cœur, je n'appuie plus le pouce autour des malléoles pour voir s'il ne laisse pas une empreinte profonde, je n'y pense plus.

J'ai remarqué aussi qu'en dehors des excitations nerveuses, c'était au moment où j'étais le plus fatigué, aux époques les plus anémiées que l'intermittence était plus fréquente, plus désagréable ; la faiblesse, l'anémie causée par le diabète ne serait-elle pas pour quelque chose dans ce phénomène ? Alors ce serait un effet que le régime suivi du diabète doit nécessairement faire disparaître; il n'y aurait point de maladies organiques du cœur.

Lésion des Poumons.

On a remarqué souvent des tubercules dans les poumons diabétiques, mais tubercules discrets, isolés, peu étendus. Les troubles de la fonction respiratoire viennent presque toujours d'un refroidissement; les poumons diabétiques absorbent moins d'oxigène que les autres ; de là peut-être leur faiblesse, leur manque d'énergie, de vitalité, de résistance; la combustion est faible, de là la chaleur, la force moindre. Les autres organes subissent l'effet de cette diminution du calorique dans tout le corps. Pourquoi le poumon qui est producteur, mais en même temps consommateur, serait-il étranger à cet état de chose? De là certainement est né l'usage des bains de gaz acide carbonique, l'idée de l'entraînement, des exercices gymnastiques, de l'usage de la bêche, de la course ; car en travaillant on respire davantage, plus souvent, et tout en fortifiant les muscles, on brûle plus d'oxygène; le foyer a plus de combustibles et partant le corps plus de chaleur, plus d'activité. Les mouvements provoquent l'ampliation des vésicules pulmonaires et permettent à l'air d'arriver jusqu'aux dernières ramifications bronchiques.

La fréquence de la tuberculisation pulmonaire, dans le diabète, a frappé beaucoup d'observateurs; ce ne doit être assurément qu'une lésion consécutive; il n'en est pas moins vrai

que le diabétique doit veiller beaucoup sur l'humidité, le froid qui
supprime subitement les sueurs.
Qu'il se garde bien de quitter sa
flanelle. D'abord c'est une petite
toux sèche, puis une forte; à la fin
des crachats abondants arrivent;
des points, au sommet du poumon,
au-dessous de la clavicule, se font
sentir; on maigrit vite, et la phthysie
peut se déclarer. La toux me donnait
toujours des angoisses; quand je ne
prenais pas mes précautions contre
le froid, un peu de bronchite arrivait
et durait assez longtemps. Je n'ai, je
crois, résisté à une bronchite chro-
nique que par des soins continus
d'hygiène.

Le soir, la nuit,
le matin du Diabétique.

Rien n'est plus mauvais pour le vrai diabétique que le soir prolongé. Il est avec des amis joyeux, il fume beaucoup, il boit sans s'en apercevoir, il joue de longues heures, puis le sommeil arrive, sommeil lourd, pesant, désagréable; il se couche et quelques temps après il est réveillé; un besoin pressant d'uriner se fait sentir, il boit, boit encore; il est là les yeux ouverts, attendant, de nouveau, le sommeil qui ne revient pas; mille idées sombres, mille cauchemars, mille fantômes s'emparent de son esprit, il se croit mort, il se tourne, se retourne, enfin le jour paraît ; il dort d'un sommeil nouveau mais agité, peu réparateur ; il se lève et tout le jour est mauvais.

Si par contre il fume peu, s'il est avec des amis sages, s'il boit peu, s'il se contente de causeries de famille, des soins de sa femme, des espiégleries de ses enfants, la soirée est bonne, le sommeil paisible, son cœur est content, il ne se réveille que rarement, il boit peu, une fois par hasard ; point de cauchemars, point de désespoirs ; il espère, il vit, il veut vivre, il se dit que tout n'est point terminé, qu'il a des années à remplir, du bien à faire, en un mot que Dieu le protége encore.

La matinée alors est sereine, il

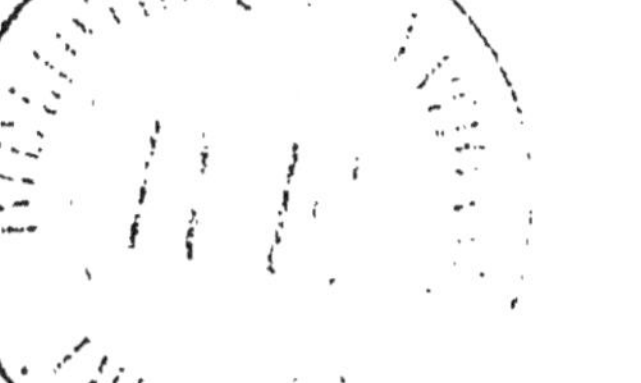

revoit avec bonheur son jardin, ses fleurs, ses fruits; il retourne à son travail quotidien avec joie, ses forces reviennent et l'espoir est là.

Le matin, au lit, avant le lever, est à remarquer, une prostration immense des forces se fait sentir; le corps paraît anéanti; on respire, les poumons agissent, mais il semble que les membres ne peuvent obéir; on remarque une lutte pénible entre la matière inerte et l'esprit, le souffle, l'âme qui l'anime; les deux parties constituantes de notre être paraissent séparées, distinctes, c'est un accablement, une mort. Le manque de nourriture, pendant la nuit, ne serait-il pas la cause de ces phénomènes? Cette hypothèse me paraît certaine, car à peine êtes-vous levé, avez-vous mangé, que les forces réapparaissent et que vous avez oublié cet engourdissement pénible qui fait tant souffrir.

Il ne faut donc point rester au lit outre mesure, mais se lever dès que le sommeil est terminé ; c'est aussi le moment des sueurs abondantes qui contribuent tant à vous fatiguer ; je ne les ressentais jamais qu'à ce moment. Levez-vous matin, diabétiques, allez manger, travailler et vous ne vous souviendrez plus de rien ; votre corps sera reconstitué. Le sommeil de la matinée est l'heure des pensées noires ; on se dit tout bas : si cette faiblesse, cet anéantissement continue, persiste, s'aggrave, je ne pourrai y tenir longtemps ; avec le régime, ce n'est qu'un mauvais rêve étant presque éveillé.

Les Odeurs du Diabétique.

Plusieurs descriptions que j'ai lues
attentivement, attribuent au diabétique une odeur désagréable, nauséabonde parfois repoussante; l'assertion
est fausse ou au moins très-exagérée.
Suivons ce malade dans les diverses
fonctions de son être; prenons par
exemple sa bouche; elle a, comme
je l'ai décrit ailleurs, une odeur de
chloroforme surtout le matin et
quand l'estomac a faim ou soif, mais
cette odeur n'est pas insupportable ;
il déjeune et tout disparaît. Qui le
matin n'a rien à se reprocher sur ce
point ? Le diabétique est forcé,

d'après son régime, de tenir ses gencives, ses dents très-propres pour
les conserver ; partant, il se trouve
au-dessus du commun des mortels
qui ne prennent aucunes précautions.

L'urine a aussi, elle, une odeur,
celle du chloroforme, celle de la violette ; personne ne dira que cette
odeur est nauséabonde, en tout cas,
mieux vaut encore cet inconvénient
que l'odeur ammoniacale qui lui fait
en général défaut. Les autres urines
sont-elles plus agréables à l'odorat ?
C'est tout le contraire.

Les féces sont brunes, noires,
poisseuses, limoneuses ; on sait
qu'elles renferment du sucre ; mais
leur odeur n'est pas épouvantable,
elle rappelle seulement un peu le
souffre, le tan mouillé. Qui affirmera,
du reste, que les selles de tout le

monde, sont plus agréables au sens olfactif ?

La sueur avait, chez moi, l'odeur ordinaire des sueurs ; j'en avais beaucoup, contrairement à d'autres diabétiques, et je ne lui connaissais rien de particulier. On prétend qu'elles ont aussi du sucre comme la salive et tous les liquides de l'économie ; c'est très probable mais ce n'est pas une raison pour qu'on la distingue sûrement, et en mauvaise part, des autres sueurs. Au lever, la chambre du diabétique a l'odeur de toute chambre fermée et habitée pendant huit à dix heures de suite; peut-être est-elle un peu particulière ; on parle du foin moisi, en somme elle diffère peu des autres chambres à coucher, vers le matin.

Je laisse de côté, bien entendu, la

période ultime de la maladie où la maigreur, le marasme a envahi le corps tout entier, où le diabétique n'existe plus que de nom ; alors ce n'est plus un être vivant sérieusement, c'est un fantôme, la décomposition de tout l'individu.

Quel est le malade surtout dans les affections chroniques, qui, arrivant à la période extrême, n'exhale pas des odeurs repoussantes ? Voyez le phthysique, le goutteux, le graveleux, le scrofuleux, tous les malades atteints aux voix urinaires, etc., etc.

Il y a certainement, sous le rapport des odeurs du diabétique, une exagération qui n'a pas sa raison d'être. A lui de lutter contre cette opinion, assez répandue, par une propreté excessive, minutieuse, de tous les jours, de tous les instants.

Les linges doivent être renouvelés
souvent, très-souvent ; chemises, fla -
nelles, couches, pantalons réclament
la lessive à courte durée. Les fenêtres
de l'habitation seront ouvertes fréquemment, c'est de l'hygiène, c'est
une provision de santé que doit faire,
non-seulement le diabétique, mais
toute personne qui se respecte et
veut bien se porter.

La compagne du Diabétique; la Frigidité

La compagne du Diabétique

M. Bouchardat dit que le diabétique ne doit point épouser une femme jeune, jolie, gentille, belle et surtout fort belle. Sous ce rapport, il y a bien du vrai; c'est terrible, pour un malheureux, déjà ennuyé de sa maladie, de ne choisir que de laides et vieilles femmes; plus terrible encore d'en avoir de ravissantes et de ne pouvoir les adorer !

Franchement, n'y a-t-il point

quelques moyens termes, quelques
façons d'harmoniser cet état de
choses ?

Le diabétique est un être à part; il
lui faut une épouse à part; c'est
beaucoup dire, beaucoup exiger de
l'être féminin, mais je maintiens le
mot; elle n'est point introuvable,
cette épouse choisie pour le diabétique; cette vraie compagne ne se
refuse point de soutenir son mari
dans sa terrible lutte contre la mort;
elle combat avec lui ou mieux, elle
combat pour lui et souvent malgré
lui.

Je connais la femme d'un docteur
diabétique; elle a été belle, elle l'est
encore; elle se sacrifiait, s'immolait
chaque jour : honneur à elle ! C'est
ainsi que l'on doit comprendre la
vie sérieuse, honnête, toute de dé-

vouement, toute de cœur. Le malheureux docteur le savait, le voyait, ne le lui témoignait pas toujours, mais elle comprenait, et tous deux, sans mot dire, passaient des jours heureux qui pouvaient être des jours lamentables.

Le matin, quand il fait froid, l'épouse fait allumer un feu flamboyant, prépare la flanelle et *ordonne* ensuite à son mari de commencer ses exercices, de marcher, de trotter, de bêcher, de faire de la gymnastique. Pendant ce temps, son déjeuner se prépare ; il mange avec appétit, puis il travaille encore, et le dîner qui succède, est bon, réparateur.

Ces repas sont composés suivant le régime diabétique. On est à table, on mange des mêmes plats ; c'est-à-dire qu'elle, l'épouse, prend part à ce régime diabétique; rien de sucré, point de féculents, de sorte que le mari, ne s'apercevant de rien, suit son régime, ne pensant point qu'il le suit. Les pillules du docteur Blanchet, pilules anti-diabétiques et toniques par excellence, sont toujours près de lui, il pourrait les oublier le matin, les oublier le soir.

Si l'estomac est fatigué des mêmes mets, des mêmes aliments contre le diabète, de rares féculents apparaissent pour quelques jours; un excellent fruit, cueilli dans le jardin du malade et mûri à point, grâce à ses soins, à sa taille, à sa bêche, achève de l'illusionner; on le lui présente, il le savoure avec délices; il ne croit plus au régime, cependant il l'observe quand même rigoureusement et sa santé s'améliore et ses

forces reviennent ; il sera sauvé,
sauvé s'en sans douter, et par sa
femme !

La Frigidité

Cependant, il s'en doute, il devine
son ange gardien, il n'aime que
davantage cette épouse qui veille et
veut le lui prouver, mais elle comprend, elle sait qu'il ne faut que peu
d'amour au diabétique et le soir
arrivé, la nuit venue, elle est calme,
placide, ingénieuse à inventer des
distractions ; les heures s'écoulent et
le mari n'a point à déplorer des
excès, la fatigue énorme, désorganisante du coït surtout lorsqu'il est
répété.

Quelques diabétiques perdent complétement l'usage du coït; ils n'en sentent point le besoin, le désir; l'épouse ne doit point alors exciter les sens de son mari, elle doit le respecter et, tout en lui prodiguant ses caresses, veiller sur ses forces. D'autres diabétiques, au contraire, mais en petit nombre, sont excités, titillonnés: malheur à eux! si leurs jeunes femmes les suivent sur ce chemin. J'en ai connu beaucoup qui, déjà, ont payé cette erreur par la mort. Là est encore le devoir sublime de l'épouse bonne, dévouée.

Cet état du diabète (la frigidité) n'est point l'impuissance, l'incapacité; c'est la froideur, l'affaissement des forces génitales; le manque d'énergie des muscles de la verge, il n'engage pas l'avenir; beaucoup de diabétiques, de ma connaissance, sont pères d'une nombreuse famille, de beaux enfants forts et robustes.

Les devoirs de l'épouse doivent nécessairement incomber au mari de la femme diabétique, mais hélas ! je doute fort du même dévouement, de cette prévoyance inénarrable de toutes les heures, de tous les moments.

DEUXIÈME PARTIE

La Chambre à coucher du Diabétique;
le Laboratoire du Diabétique.

———

La Chambre à coucher du Diabétique.

Voici votre chambre à coucher,
Diabétique, elle sera chaude, placée
au soleil levant, parquetée ou plan-
chéiée ; point d'humidité dans les
murs, surtout près du lit; point de
courant d'air surtout froids. Au lever,
vous ouvrirez les fenêtres à deux
battants afin de chasser l'acide carbonique, emmagasiné pendant la
nuit, odeur inhérente à toute cham-

bre habitée pendant huit à dix heures. Après quelques instants, le malade, la famille seront heureux de retrouver l'appartement aéré, plein d'oxygène, pur, vivifiant, nourrissant. C'est là un soin qui est surtout efficace au diabétique mais qui ne doit jamais être négligé pour toute espèce de maladie, à plus forte raison si elles sont chroniques. L'homme bien portant doit suivre les mêmes conseils ; c'est tout simplement de l'hygiène, de la santé.

Le Laboratoire du Diabétique

Le cabinet de toilette du diabétique, doit être un vrai laboratoire de chimie. Sur une table, sur le dessus d'une cheminée, un peu vaste, il y aura :

1° De l'eau très fraîche qui lui servira, de prime-abord, à rafraîchir sa langue, son palais, sa bouche entière ; c'est le matin surtout que ces parties sont sèches, arides.

Le visage, le cou, la poitrine, les mains seront lavés ensuite à grande eau ; c'est le commencement de la douche hydrothérapique.

2° Une brosse à dents, très douce sera imbibée de la solution suivante : chlorate de potasse : un gramme, eau dix grammes ; avec elle on lotionnera les gencives si disposées à se ramollir, à se déchausser.

3° Plus loin sera placée une éprouvette, une lampe à alcool, de l'eau de chaux (analyse Bouchardat) ou de la potasse caustique (analyse

Mialhe.) Une allumette suffira à mettre le feu à la lampe à alcool et l'urine , de la nuit, renfermée dans l'éprouvette montrera par sa coloration du clair au noire, le plus ou moins de sucre qu'elle renfermera. Cette expérience absolument nécessaire de tous les matins, devra être renouvelée plusieurs fois par jour si l'on veut suivre religieusement sa maladie ; ce sera un guide assuré, une sentinelle vigilante qui vous dira si vous vous êtes bien conduit la veille, la nuit. A vous de lui obéir.

Après cette toilette de la matinée, arrivons aux observations qui sont relatées, décrites dans les chapitres suivants.

**Stations thermales du Diabétique
Vichy, Vals, Pougues,
Carlsbad, Marienbad, bains de mer, Néris,
La Bourboule.**

Vichy.

Quel séjour enchanteur, pour les
gens qui mènent la vie joyeuse, pour
les riches, les très-riches. La nature,
la bonne nature leur donne là tout
ce qui peut plaire ; arbres centenai-
res, aux feuillages épais, eaux vives,
limpides, abondantes ; prairies sans
fin, vallées ombreuses où l'on peut

rêver, cascades, labyrinthes inextricables, flaques d'eau, hantées par des cygnes de neige, rivières aux poissons abondants.

La main de l'homme a complété la nature ; voilà le Casino avec ses salles splendides ; joueurs, votre écarté est prêt ; lecteurs, vous avez votre salon de lecture, danseuses votre salon étincelant, éblouissant ; Mesdames, on ne vous troublera pas, votre refuge est assuré ; vous pouvez vous livrer, sans craintes, à vos airs favoris sur le piano, à vos livres dorés, étalés sur la table, à vos crochets, à vos charmantes causeries. De tous côtés, sous les vérandas entourées de fleurs, arrivent à vos oreilles des flots d'harmonie, le matin, le jour, la nuit.

Mais la nature, l'homme n'ont pas

songé qu'aux heureux ; le pauvre malade n'a pas été oublié. Pour lui aussi sont ces mille fontaines jaillissantes, bouillonnantes.

Voyez : là c'est la grande grille qui fume ; là-bas, ce sont les Célestins, source fraîche, presque glaciale, à mi-chemin, Rosalie, dite de l'Hopital, source tiède ; plus loin, sur le sommet du côteau, le puits Lardy, cher aux promeneurs qui veulent bien digérer. Je ne parle point des fontaines Lucas, Mesdames, Prunelle, Chomel, du Parc ; il y en a pour tous les goûts, pour toutes les maladies.

La compagnie fermière n'est pas restée en arrière ; elle a emménagé, pour les bains de première classe, de petits salons charmants, baignoires reluisantes, glaces fidèles, fauteuils moelleux, linges fins ; tous les ustensiles de la toilette sont de premier choix ; la propreté est légèndaire; les garçons parfaitement élevés.

Les douches sont froides, chaudes, tempérées, variées au gré du patient et surtout du Docteur; la force du jet est à volonté; les doucheurs instruits.

Les bains de deuxième classe ont un peu moins de confortable, de luxe, mais là encore le malade est parfaitement secondé ; même ordre, même politesse, même propreté.

En troisième classe, c'est la simplicité; mais les bains, les douches ne sont pas moins bons et cela suffit pour le malheureux qui ne désire que recouvrer la santé. Peu lui importe, à lui, les fauteuils et les glaces immenses, il sait se contenter de peu, il ne souffre point de ce rang tertiaire.

Du reste, il y a encore un refuge au-dessous du sien, c'est l'Hôpital ; ce mot fait frémir ; cependant, là est une des plus belles institutions de Vichy. On croit vulgairement que tous ceux qui l'habitent sont des lépreux, des mendiants, des gens abandonnés, privés de tout ; ce n'est point cela. Dans ces vastes bâtiments, nos pauvres cultivateurs, nos serviteurs, nos ouvriers qui ne payent pas plus de quinze francs d'impôt, sont reçus, choyés ; ils ont une bonne table, bons bains, bonnes douches, d'excellents Docteurs ; ils ont tout pour rien !

Les eaux de Vichy agissent d'une manière curative, c'est-à-dire qu'à elles seules, elles déterminent non-seulement la presque disparition des symptômes du diabète, mais encore celle de la glycosurie.

Quand je suis allé à Vichy, pour la première fois, je n'avais suivi, chez moi, aucun traitement; point de changement de régime alimentaire, point d'alcalins, point de médicaments, etc., j'étais dans la période aiguë de la maladie. Aussitôt arrivé, la soif, la sécheresse de la bouche diminua, l'abondance des urines s'amoindrit, l'appétit revint, le dégoût du régime animal disparut, les forces s'accentuèrent ; je me croyais guéri ; il n'en était rien ; quelques mois après tout reparut. A la deuxième saison, les mêmes progrès se firent sentir, la glycosurie s'abaissa, les symptômes s'atténuèrent ; après la troisième année, la quatrième, la cinquième les mêmes phénomènes se

reproduisirent. Mes sueurs, parfois
abondantes, ne furent ni diminuées,
ni augmentées ; le traitement a été
pour moi plutôt laxatif que consti-
pant ; les douches ascendantes, si
précieuses pour beaucoup, me furent
toujours inutiles ; à chaque saison, le
calme, le sommeil, la confiance re-
vinrent, c'est là un précieux avantage, ce résultat seul doit engager le
diabétique à aller à Vichy, mais avec
la ferme détermination de suivre, au
milieu des plaisirs entraînant qui
l'entourent, un régime sérieux de
toutes les heures, selon les ordon-
nances de son médecin.

Les sources sont toutes bonnes
pour le diabétique, il doit suivre les
caprices de son estomac qui est bon
guide ; je ne vois guère de différence
qu'entre la fontaine à eau chaude et

la fontaine à eau froide; tel estomac digère celle-là et ne veut point de celle-ci, cependant celles qui sont les plus ferrugineuses, sont toujours plus reconstituantes.

Les diabétiques obèses, avec affection du foie, de la rate, des intestins, de la gravelle trouvent dans Vichy une véritable panacée à tous leurs maux.

Que celui qui a une cachéxie avancée, pulmonaire, ou autre, s'éloigne, surtout s'il a un tempérament, un système nerveux épuisé.

En deux mots, Vichy est excellent pour le diabétique; là les symptômes les plus pénibles disparaissent vite, mais seulement en partie, car ils reviennent toujours si l'on ne se contente que de cette station thermale. Pour moi, je l'ai éprouvé d'une

manière constante pendant cinq
années; c'est alors que j'ai fait un
choix des médicaments qui seuls me
firent du bien et qu'en les réunissant
sous le nom de pilules anti-diabétiques et toniques du docteur Blanchet,
j'ai pu avec les eaux de Vichy et un
régime approprié ressentir une guérison certaine.

Vals

Cette petite ville de l'Ardèche,
presque à sa naissance, deviendra
grande, belle, fréquentée, quand ses
chemins de fer seront terminés,
quand, comme Vichy, elle aura ses
jardins, son casino, ses sources réu-
nies. Déjà la fontaine St-Jean est
réputée parfaite pour le diabétique;

j'en bois souvent et je m'en trouve très-bien.

Pougues, dans la Nièvre, a aussi ses visiteurs.

La Bourboule

Les eaux de la Bourboule, vu la quantité d'arsenic, de sels alcalins qu'elles renferment, sont très-avantageuses aux diabétiques, mais non isolées du régime de l'entraînement comme le soutient le docteur Danjoy. Elles sont parfaites pour les éruptions diabétiques.

Carlsbad

Seul ce Vichy de la Bohême, cette station thermale trouvée par l'empereur Charles IV, dans une partie de chasse, peut réaliser, quant aux cures, avec notre charmante station des bords de l'Allier.

Le résumé des résultats que le professeur Seigen a fait de ses eaux, ressemble tout à fait à celui de Vichy; diminution d'intensité dans les symptômes les plus pénibles, *verbi-graciâ* de la sécheresse de la bouche, de la soif brûlante, des envies fréquentes d'uriner, retour du calme, du sommeil, diminution du sucre dans les urines, mais point de soulagement si le malade est à la dernière période, c'est-à-dire tuberculeux, œdémacié, cachectique, atteint aux reins, dans les fonctions nutritives. On peut conclure de Carlsbad comme de Vichy : amélioration cer-

taine, palpable, mais point de guérison définitive.

Marienbad est à Carlsbad comme
Pougues est à Vichy. (J'ai parlé de
Néris dans un autre chapitre.)

Les bains de mer, d'après Gaudet
et Bouchardat, ne doivent être con-
sidérés que comme un auxiliaire
excellent à la reconstitution de l'état
général lorsqu'on est en mesure de
l'obtenir, de réagir, de faire un exercice très-actif.

Gymnastique de chambre, — de force à air libre.

Il est certain aujourd'hui que l'exercice forcé, les mouvements rapides développent les vésicules pulmonaires, leur fait absorber plus d'air, plus d'oxygène et par là donnent plus de chaleur, plus de force. Alors une consommation plus grande des matériaux alimentaires et surtout de la glycose se reproduit, ce qui explique pourquoi, après un exercice forcé, continu, cette dernière disparaît des urines; une plus grande quantité d'aliments glyco-géniques est utilisée. Outre le développement des vésicules pulmonaires, de la combustion plus grande d'oxygène qui s'opère, on doit ajouter physiologiquement et expérimentalement que l'exercice musculaire est un des moyens les plus efficaces pour activer les phénomènes d'assimilation, il agit certainement dans un sens curatif. Les muscles en activité, d'après les expériences de Winogradoff, de Parkes, etc., etc., détruisent une notable quantité de sucre contenu dans l'organisme; d'après mes expériences personnelles, j'ai remarqué que par l'exercice prolongé, réitéré des membres, le sucre est plus complètement utilisé que dans le repos où toutes les fonctions restent engourdies. « L'utilisation des aliments féculents, chez les glycosuriques, dit Bouchardat, correspond à l'utilisation des forces en plein air. » En plein air! C'est facile dans la campagne, et précédemment j'en ai longtemps parlé, mais en ville comment faire? Oh! vous avez une précieuse ressource, Messieurs des villes, c'est le gymnase, enseigné dans des établissements grands, vastes, bien aérés, bien fréquentés. Ne craignez rien; il y a toujours là des gens aussi maladroits que vous bientôt vous avez en eux des amis pour lutter; vous prenez goût à ces exercices un peu tardifs, dans un âge parfois avancé, souvent au moment où les forces sont perdues, je vous le répète, ne craignez rien, bientôt vous serez contents, vous reprendrez courage au sixième jour; il suffit de vaincre les premiers dégoûts, la première répugnance. La

volonté du diabétique est si peu énergique, ses membres sont si faibles,
qu'au commencement il y a une
courbature pénible ; il ressent partout des points douloureux, agaçants,
il songe à la pneumonie, à la pleu-
résie ; aussitôt tout cela disparaît et
avec un peu de persistance c'est fini
pour toujours ; ses muscles, son
corps entier ne se plaignent plus, il
est entraîné.

Si vous ne pouvez, diabétiques,
aller au gymnase public, au moins
pour apprendre les premières notions,
ce qui est très-utile avant d'agir
ensuite seuls, vous avez la gymnastique de chambre, à l'aide des appareils ingénieux de Pichery ; appareils
que tout diabétique doit posséder
chez lui ; ces instruments remplis-
sent toutes les conditions d'appro-

priation aux divers degrés de l'état
général et des forces du malade;
ils permettent de mesurer exacte-
ment et la durée et la dépense d'activité musculaire; ils se prêtent, par
conséquent, à des formules précises,
ce qui est indispensable auprès de
certains malades.

La gymnastique de force est
encore à la portée de tout le monde;
si l'on possède une chambre retirée,
solide; un petit hangar pour l'hiver
et le mauvais temps, une petite cour
en plein air, pour les beaux jours.
Il est facile de construire un trapèze
très-simple, par exemple dans le
jardin; deux fortes pièces de bois
verticales, jointes par une troisième
horizontale; dans l'appartement ou
le hangar, cette troisième pièce est
remplacée par une poutre ou le pla-

fond solide de l'appartement ; le ron-
deau appendu à des cordes s'agite
au milieu ; rien n'est aussi facile à
établir. A défaut de professeurs
expérimentés, vous avez toute votre
famille, vos amis, vos enfants, votre
femme même en fait avec eux, tout
en riant, les dumbbelles, les halters ;
on soulève les poids de plus en plus
pesants ; de là on passe au trapèze,
une fois, deux fois, trois fois par
jour ; on ne croit que s'amuser et cet
amusement, qui est vrai, vous fortifie d'une manière sensible, visible,
assurée.

A ma sixième année de diabète,
j'étais immensément fatigué, rompu ;
je ne pouvais monter un escalier de
dix marches ou le descendre sans
sentir mes muscles postérieurs de la
cuisse et ceux des mollets gémir, se

plaindre, refuser d'agir ; pour monter c'était surtout les muscles postérieurs de la cuisse, pour descendre, les muscles du mollet ; quand je voulais courir, les muscles antérieurs de la cuisse s'en mêlaient aussi ; en gravissant une montagne, les mêmes phénomènes se présentaient ; mon cœur battait fortement ; j'étais grandement essoufflé (anémié). Debout, devant la cheminée de ma chambre, mes jambes fléchissaient, les genoux s'avançaient en avant machinalement, le tronc du corps ne pouvait être soutenu sans un acte persistant de ma volonté. A mon arrivée à Vichy, je pris des leçons de gymnastique pendant une heure, chaque jour ; malgré ma répugnance, ma faiblesse je tins bon et bientôt je m'en trouvai si bien qu'à mon arrivée chez moi, j'ai installé un trapèze et un appareil de Pichery. Quand il fait beau je bêche, je marche, je jardine *en plein air*, ce qui est le meilleur; aux temps mauvais je reviens à la chambre et je continue, quand même, mes exercices favoris, depuis ce moment mes forces sont parfaitement rétablies.

Si on rencontre des malades d'intelligence, de volonté et comprenant toute la gravité de la glycosurie abandonnée à elle-même; si leur état est très-avancé, très-grave, on peut encore espérer un complet rétablissement avec la gymnastique.

L'Exercice forcé, l'entrainement

Autrefois les Grecs, les Romains,
outre leurs chasses, avaient, parmi
leurs jeux favoris, les coureurs, les
pugilistes, les lutteurs, les combats
d'athlètes. Ces hommes, pour devenir forts, pour donner de la vigueur,
de l'ampleur à leurs muscles des
bras (biceps) des cuisses, des mollets,
de tout le corps, suivaient un régime
sévère pour les aliments, qu'ils pui-
saient dans le règne animal. Ils se
livraient à des exercices gradués
continus et à la fin forcés ; frictions,
massages, rien n'était oublié ; ils de-
venaient d'une force herculéenne ;
leur structure était le modèle des

peintres, des statuaires ; leur réputa-
tion était immense. Il devait y avoir
peu de diabétiques parmi eux.

Aujourd'hui les boxeurs célèbres
d'Angleterre, mais un peu moins
dignes d'honneur, marchent sur la
trace des anciens ; ils subissent aussi
eux, une préparation dont le régime
tonique et des exercices soutenus,
forcés, font la base.

Pour le sport, les meilleurs che-
vaux ne sont-ils pas livrés constamment, à l'entraînement, aux courses
graduées ? Tant il est vrai que l'exercice forcé, répété, signifie chez
l'homme, comme chez l'animal,
force, ardeur, santé.

Il est à remarquer que nos paysans
diabétiques conservent mieux leur
vigueur, tombent moins vite dans
l'amaigrissement, le délabrement

que les diabétiques de ville ; grâce à leur travail manuel, de tous les jours, leurs bras, leurs jambes s'exercent et malgré leur alimentation trop féculente, leurs poumons se développent davantage ; ils brûlent une plus grande quantité d'oxygène, partant ils ont plus de chaleur, utilisent mieux les matières sucrées et vivent plus longtemps que les autres. Un de mes paysans diabétique allait fort bien en travaillant ses champs, il bêchait, labourait et ne se plaignait presque pas ; survint une petite fortune, adieu bêche, labours, courses à travers vallons et montagnes ; des domestiques le remplacèrent dans ses labeurs, alors son sucre doubla, tripla de quantité dans ses urines ; il ne consommait pas assez d'oxygène. Au bout d'un certain temps, sur mes observations, il voulut bien recommencer sa vie de travail et le sucre diminua dans ses urines. Chaque fois qu'il y eut cessation de travail, ou reprise de travail, les mêmes alternatives de mieux et de mal se présentèrent.

Les véhicules les plus variés, la longueur des trajets, le grand nombre des affaires, la multiplication des relations, tout contribue à rendre le diabétique de grandes villes de plus en plus sédentaire, malgré ses nombreux déplacements, car n'est-on pas sédentaire, l'orsqu'on se déplace sans faire usage de ses membres ? Le temps est court, la besogne grosse, il faut gagner du temps en allant vite. On marche donc de moins en moins, au début par nécessité, dans la suite par im-

puissance. La paresse, l'âge, quelquefois malheureusement les infir-
mités nous rendent de plus en plus
casaniers, on préfère ne pas sortir,
si l'on ne peut sortir en voiture, bien
mieux, on la veut douce, spacieuse,
commode, nous étions paresseux,
nous devenons délicats. Et voilà
comment le diabétique meurt avant
le temps.

Sa respiration se ressent tout naturellement de ce défaut d'activité ;
ses poumons fonctionnent de moins
en moins et de moins en moins bien.
D'une part il respire une plus petite
quantité d'air, et d'autre part, l'air
confiné qu'il respire est d'une qualité inférieure ; tout son corps se ressent d'une respiration insuffisante et
incomplète ; la force, l'activité, l'é-
nergie, la volonté ; toutes ces qualités

physiques et morales sont amoin-
dries : c'est la mort en détail et une
mort anticipée. Le remède, à cet état
de chose, est naturellement indiqué,
c'est l'exercice et à défaut d'exercices naturels, la gymnastique métho-
dique et rationnelle, la marche. Mais
on a fort à faire pour décider les
savants, les journalistes, les notaires,
les prêtres, les médecins même à
s'imposer une marche de plusieurs
heures par jour. Ils sortent de leurs
chambre pour monter en voiture et
quittent la voiture pour leur chambre. Comment espérer que leurs poumons fonctionnent. Comment pour-
raient-ils bien se porter ! Ils ne produisent pas la somme indispensable
d'acide carbonique. S'ils ne remé-
dient pas à cet état de chose, ils sont
condamnés à dépérir.

Mais que faire pour prendre de l'exercice aux champs, en ville? Aux champs, c'est facile, il y a toujours un petit coin de terre à défricher, à bêcher; on peut ne jamais laisser rouiller sa bêche, instrument très-précieux, en ce sens qu'il fait travailler les bras, les jambes, la colonne vertébrale; avec lui tout le corps, l'intelligence elle-même s'exerce; on veut bien faire, bien niveler, on sait qu'il sortira de ce travail de bons légumes, de belles et brillantes fleurs; l'intérêt, le plaisir viennent seconder votre volonté; ce n'est déjà plus un remède, un travail forcé; on est jardinier, agriculteur, on se figure, suivant l'ordre de Dieu, gagner sa vie à la sueur de son front. Alors il n'y a point de découragement, point de peine mais infiniment de plaisirs. Il ne faut pas aller trop vite, trop longtemps en commençant, car les forces ne suffiraient pas et une courbature douloureuse vous arrêterait. On s'exerce d'abord un quart d'heure, puis une demi-heure enfin une heure, après peu de temps, on bêcherait toute une journée. J'ai pris pour modèle d'instrument, la bêche parce qu'elle exerce tous les muscles du corps, cependant on peut en choisir beaucoup d'autres qui produiraient le même effet, le tout est de ne pas aller trop ardemment de ne pas tout d'abord se fatiguer. La taille des arbres, la section des branches mortes, le greffage, tout ce qui vous retient quelque temps sédentaire est d'une moindre utilité; l'arrosage est excellent car vos bras portent un fardeau et vos jambes

agissent ; scier, fendre le bois, rouler
une brouette est parfait ; chacun choisit ce qui l'attire, lui donne du
charme, de l'agrément. Dans un
café, point de jeux de cartes mais le
billard qui a tant d'attraits surtout
lorsque l'on gagne ; il faut un anta-
goniste joyeux, vaillant et alors les
pieds, les bras s'agitent ; on marche
longtemps sans le remarquer. Cet
exercice est pour les jours trop froids,
trop humides, lorsque, se sentant le
besoin de sortir, on ne peut jardiner,
cultiver la terre.

Pour les femmes, la marche pro-
longée, la course même, le piano à
pédales, la danse, du jardinage,
frotter le parquet, est bon à tous les
diabétiques.

Dès le commencement de ces
exercices on est bientôt couvert de

sueurs, alors redoutons le refroidissement, vite changeons de flanelle,
vite les frictions répétées près d'un
bon feu, si la saison surtout est
rigoureuse.

Les femmes, habituées à ne rien
faire, habitant la ville ou le plus
grand travail pour elles est la tapis-
serie, la couture, le chant, la musi-
que, la causerie, ne veulent point de
l'exercice forcé, ne le comprennent
point et leurs forces, considérable-
ment abaissées par l'inaction, de-
viennent nulles. Assises dans leur
fauteuil, sur leur chaise de repos,
leur glycosurie arrive à de hauts
degrés, un régime sévère alors peut
seul les soutenir. La femme de campagne, vu sa condition, vouée à sa
nourriture féculente, herbacée, mais
avec des exercices violents, pénibles,

forcés, absorbe plus d'oxygène, en brûle davantage et sa vigueur, son énergie est plus grande, malgré son peu de souci pour le régime.

La position de la femme pauvre, besoigneuse, est pour moi préférable à celle de la femme riche, si cette dernière ne veut se livrer à un exercice sérieux, contre ses habitudes. A la femme des champs diabétique, le labeur, mais l'espoir de la guérison, à la femme des villes, la richesse souvent, mais ! mais ! peu d'espoir si elle n'imite la femme des champs.

Hydrothérapie, eau froide.

L'hydrothérapie ! Voilà un moyen de guérison, un tonique par excellence dont on a beaucoup usé dans une foule de maladies et en même temps beaucoup abusé. Je n'en parlerai qu'au point de vue diabétique.

Le malheureux atteint de glycosurie avancée, faible, sans forces, sans vigueur; avec des muscles rebelles, une disposition très-grande à l'inertie, à la nonchalance, devait naturellement être dirigé de ce côté-là. C'est qu'en effet, on a, dans ce moyen, une précieuse ressource. Mais que de ménagements il faut

prendre ! Le diabétique, de sa nature, est frileux ; ses poumons, ses
muscles qui ne travaillent pas,
ont horreur du froid ; j'en ai parlé
dans un chapitre spécial ; il ne
lui faut pas de refroidissement.
Avec des précautions, tout peut
aller pour le mieux. Ainsi pourquoi le lancer tout grelottant, sous la
douche froide, douche qui lui con-
vient ? Pourquoi ne pas agir au
moment où il est en sueurs ; au
moment où il vient de se livrer à
l'entraînement, à un exercice forcé ?
Dans ce cas, il n'y a aucune crainte ;
choisissez donc, de préférence, cet
instant propice ; une minute ou deux
de pluie ou de jets d'eau froide suffit
et de suite frictions réitérées, vives
et longues ; massage, frictions avec
brosse de chiendent, brosse en

caoutchouc, avec linge rude, jusqu'à
réaction, il faut la réaction; une fois
cette réaction obtenue, elle est con-
tinuée par une marche un peu pro-
longée, un exercice un peu violent,
car, chez le diabétique, ce résultat
est souvent infidèle, lent et incom-
plet. Une vaste chemise de flanelle le
recouvre, de suite, au sortir de l'eau
froide et il ne doit la quitter que si la
réaction, étant très-forte, il est chaud,
sans frissons, sans tremblements;
jamais, au grand jamais, il ne doit
rester mouillé, engourdi.

Le doucheur doit être prudent, non
brutal; le jet sera lancé, à partir des
pieds, en remontant le long des mollets, des cuisses et assez longtemps
car c'est dans ces régions surtout
que le diabétique souffre; ce sont ces
muscles surtout que l'on doit cingler,

irriter, ébranler, puis réchauffer par
le massage énergique, soutenu. Un
jet d'emblée sur la poitrine, même le
long de l'épine dorsale, suffoque,
étouffe; il n'est pas possible de ressentir angoisses pareilles; il semble
que l'on va mourir; pourquoi ne pas
éviter cette impression horrible chez
un malade si impressionnable, si
épouvanté du froid? En commençant par le bas des extrémités inférieures, on est déjà familiarisé avec
l'eau lorsqu'elle arrive aux épaules.
Je crois qu'on ne doit point toucher
à la tête, à moins qu'elle ne soit parfaitement recouverte, préservée.

J'ai suivi longtemps les établissements d'hydrothérapie, je m'en suis
toujours bien trouvé mais en observant les précautions précédentes,
c'est-à-dire avec une minute ou deux

d'eau froide et en commençant par les pieds, puis frictions, massage rapide, enfin marche précipitée; jamais la réaction ne m'a manqué. En rentrant de la douche et des exercices subséquents, si un bon diner est prêt, avec quel bonheur on le savoure! La viande ne vous répugne plus, le gluten même fait plaisir.

Ma satisfaction de ce système tonique, adjuvent précieux de l'entraînement, a été si grande que j'ai fait établir chez moi des douches froides afin de n'en être jamais privé. L'appareil est tout à fait en petit, tel que tout diabétique peut l'établir lui-même. On choisit la proximité d'un puits, d'un étang, d'une pêcherie; on fait placer au plus haut de l'établissement un récipient en bois, contenant trois ou quatre tonneaux

de liquide, recouvert en dedans de plaques de zinc; puis un tube de même
métal plongeant dans l'eau et aboutissant à la surface de la caisse, la rem-
plit; un second tube partant du bas
de cette caisse et descendant dans la
chambre de bains, lui est adapté; le
tube caoutchouc qui en sort, terminé
par des canules au bec plus ou moins
effilé, plus ou moins large, varie le
jet à volonté; aussitôt que l'éprouvette placée au sommet de la caisse
vous laisse échapper quelques gouttes d'eau, ne pompez plus: le réservoir est plein, comble. Ma pompe
est de Japy (n° 1, 37 à 40 fr.), aspirante et foulante. Avec l'appareil que
je viens de décrire, appareil peu
compliqué, vous pouvez ne plus vous
priver de douches et en donner libé-
ralement à votre famille, à vos amis.

Pour compléter, un tube horizontal partant de la partie inférieure du tube descendant et terminé par une pomme en arrosoir, peut vous donner la pluie; vous n'avez qu'à tirer, vous-même, un fil métallique qui, attaché au ressort, ouvre ou ferme à volonté la colonne d'eau. Le doucheur de la maison, par exemple, le valet, le fils, l'ami est vite familiarisé avec son nouveau métier, il dirige ses jets plus ou moins fort vers les endroits que vous lui indiquez.

Pour rentrer dans les exercices forcés, le diabétique peut lui-même porter l'eau dans le réservoir supérieur et retirer un grand profit de ce travail pénible. S'il n'a pas assez de force ou si la chose est impossible, il doit au moins mettre en jeu la

petite pompe aspirante et foulante ;
bientôt il sera couvert de sueurs et
pourra recevoir sa douche immé-
diatement, séance tenante.

Le régime alimentaire du Diabétique.

———

Aliments défendus, aliments permis.

Il me paraît superflu de détailler, un par un, tous les aliments utiles au diabétique et ceux qui lui sont contraires; j'aime mieux renvoyer mon lecteur au livre de M. Bouchardat, intitulé : *Enumération des mets qui conviennent aux glycosuriques.* Là tout est détaillé avec méthode, science culinaire profonde; Vatel, de célèbre mémoire, Brillat-

Savarin si intéressant, si fin, le baron
Brisse qui vient de mourir, n'ont pas
fait mieux; ils s'adressaient à tous,.
M. Bouchardat ne parle qu'au point
de vue diabétique, et c'est l'homme
que nous diabétiques nous choisis-
sons. Il envisage un peu trop les
riches, les princes, aussi ferons-nous
bien de choisir le régime le plus
simple possible, celui qui regarde le
commun des mortels, qui ont, eux
aussi, des conseils à recevoir, une
ligne de conduite à tenir, selon leur
état, selon leurs moyens.

Il est certain qu'il s'opère chez le
diabétique, une transformation de
l'amidon en sucre, certain, qu'en
général, le diabétique aime de préférence les matières féculentes, le
pain ordinaire, les pommes de terre,.
le sucre, etc., etc. La quantité de

sucre dans les urines est en raison
directe de ces aliments sucrés, féculents; c'est *une équation,* la soif suit
la même règle.

Pour guérir le diabétique, il faut
donc en bonne logique, le priver,
autant que faire se peut, des matières
qui donnent du sucre en grande
quantité, des boissons interdites qui
en donnent autant; je ne laisserai
point de côté les aliments et les boissons permises; occupons-nous d'a-
bord, dans ce chapitre, des aliments
défendus et permis.

On a dit, la chose paraît claire,
sublata causa, tollitur effectus. Si
vous ne prenez point de matières
formant le sucre, forcément vous
n'aurez pas de sucre. Ici la phrase
latine n'est pas vraie, on ne doit pas
la prendre à la lettre, au point de

vue diabétique. Ce n'est qu'en le
maintenant dans un régime rigou-
reux, sévère, surtout au début, qu'on
espère, en lui, des résultats favorables, mais on ne doit pas être trop
exclusif; il faut supprimer, il est
vrai, d'une manière, à peu près absolue, le sucre et surtout les féculents;
mais dans la suite, il est nécessaire
souvent de se relâcher de ce genre
de vie; on peut l'interrompre, pour le
reprendre ensuite, suivant que l'estomac, l'organisme le tolère plus ou
moins; suivant que la santé en est
améliorée ou diminuée ; partant la
cause peut ne pas être enlevée entiè-
rement et le malade aller très-bien
ou aussi bien que possible.

Il sera toujours facile au riche de
choisir; il a tout à sa disposition;
pour le malheureux campagnard, le

rural, même aisé, il en sera tout autrement ; la fécule, les féculents
forment la base de son alimentation,
à lui de s'observer le plus possible
et de remplacer l'inconvénient de sa
position, par un exercice forcé qui
brûlera davantage de ces matières
nuisibles, ce qui le fortifiera au cen-
tuple; là sera son avantage, là sa
revanche sur le riche qui se prête si
difficilement aux exercices assidus.
L'alimentation choisie, luxueuse ne
peut suppléer au travail sérieux, je
préfère, à la rigueur, le malade qui
fait quelques écarts de régime, en
s'exerçant tous les jours, à celui qui
suit, en tout point, le régime sans
gymnastique, sans marches rapides,
en un mot sans travailler.

Pour éviter l'uniformité, l'un et
l'autre pourra user alternativement

du régime animal et du régime végétal.

Quand mon estomac se révoltait
à l'odeur de la viande, vite je mangeais quelques féculents, quelques
fruits, quelques gâteaux, quelques
confitures, car enfin il faut manger
ou mourir, et mourir de faim. En
peu de temps, du reste, l'homme
reprend son instinct carnivore; il
sent que le régime herbivore ne peut
lui suffire. Le malade peut alors recommencer son régime strictement
diabétique; il n'en sent plus d'in-
convénients.

L'analyse de ses urines, chaque
jour, lui dit quand il faut cesser ou
recommencer; c'est là, comme je l'ai
dit, sa boussole, la règle qui doit le
diriger dans son voyage sur cette
terre qui est pour lui un voyage pé-

nible mais qui pourrait se changer en un voyage à larmes amères.

Inutile de lui rappeler, lorsqu'il se relâche de son régime animal, des boissons permises, qu'il lui faut redoubler, augmenter ses exercices de tous les jours:

Après ces observations, je vais donner une liste, un peu raccourcie, mais suffisante, des aliments défendus ou permis, afin que le diabétique trouve dans mon livre, petit mais vrai, tout ce qui doit le guider, le guérir.

Aliments défendus.

Les féculents et les sucres. Exemples : sucres, pain de toutes les céréales, patisseries, riz, maïs et autres

graines féculentes; les pommes de
terre, les fécules de pommes de
terre, d'arrow-root, de sagou, de
tapioca et autres fécules alimentaires ou parties de végétaux qui en
contiennent; les pâtes farineuses de
toute sorte, telles que semoule,
macaroni, vermicelle, etc.; les haricots, pois, lentilles, fèves, les mar-
rons, châtaignes; les radis, les raves,
les carottes, les navets et autres
racines féculentes ou sucrées; tous
les fruits, et particulièrement les
fruits sucrés, tels que les prunes et
les pruneaux, les abricots, les rai-
sins frais ou secs, les figues, les
ananas, les poires, les pommes, les
melons, etc.; les confitures et autres
aliments et boissons sucrés; le miel,
le lait, la bière, le cidre, les vins
nouveaux ou sucrés, les eaux gazeu-

ses, les limonades et autres boissons acides, surtout lorsqu'elles sont sucrées.

La farine de froment et toutes celles de céréales ou de légumineuses, toutes les fécules ne doivent pas intervenir dans les sauces, de même que la chapelure; elles doivent être remplacées par la farine de gluten, par la poudre de gluten panifiée, ou, plus simplement, par des jaunes d'œufs, du beurre ou de la crême.

Aliments permis.

Le pain, qui est le fond de l'alimentation humaine, doit nous occuper en première ligne; c'est dire, aux diabétiques, qu'il s'agit du pain de gluten, connu aujourd'hui du

monde entier. Je n'entre point dans
sa fabrication ; c'est l'affaire d'hommes spéciaux, réussissant, avec leurs
grands établissements, mieux que
les simples particuliers qui n'ont
pas les instruments nécessaires pour
cette manipulation extraordinaire.

Je prends mon pain chez M. La-
porte de Toulouse ; ce fabricant me
le livre bon, parfait, et au prix
moyen ; les biscottes ont ma préférence sur les préparations en tran-
ches, toujours plus sèches, plus difficiles à mâcher ; il semble, avec ces
plaques, que vous avez du papier
dans votre bouche. Les biscottes
doivent être fraîchement composées
et conservées, chez soi, dans un
lieu ni trop sec, car elles s'émiettent,
crient et se perdent en partie ; ni
trop humide, car elles absorbent vite

la vapeur ambiante et devien-
nent fongueuses, difficiles à couper
et à triturer ; la moisissure les recouvre bientôt. Si elles sont trop
sèches et vieilles, de vilains petits
insectes noirs les dévorent à votre
place, et craquant sous vos dents,
sont des plus désagréables.

Le diabétique se récrie de suite
contre ce pain fade, insipide, qui a
pourtant un grand mérite, celui de
ne fournir, tout en nourrissant beaucoup, qu'une très-faible quantité de
fécule. Moi, je ne l'ai jamais trouvé
si détestable que cela, ce pain, dit-
on, ennuyeux ; je ne lui remarquais
qu'un défaut, celui d'être cher ; je ne
sais si c'était une affaire d'habitude,
mais je le préférais au pain ordinaire. Un enfant de quatre ans, un
charmant petit voisin, le prenait

pour un gàteau ; il venait, à tout instant, m'en demander et, si j'eus
voulu le croire, il en aurait mangé
plus que moi ; il était frais et rose ;
aujourd'hui que je n'ai plus besoin
de ce pain, il en demande encore et
semble beaucoup le regretter ; un
grand nombre de mes diabétiques
l'ont parfaitement supporté ; plusieurs de mes malades, non diabétiques, affaiblis, souffrants de l'estomac, s'en sont parfaitement trouvés,
et en consomment encore chaque
fois que la fatigue se fait sentir. On
peut donc très-bien s'habituer au
pain de gluten ; il ne faut qu'un peu
de persévérance.

En ce moment, dans les stations
de bains propices aux diabétiques,
on recherche le pain ordinaire très-
cuit, croustillant, je ne peux m'expli-

quer la similitude qu'il peut avoir avec le gluten; il est plus agréable, c'est vrai, mais cela ne suffit pas. Il ne s'agit pas, dans une maladie semblable, de suivre ses goûts, ses caprices, mais ce qui est utile, guérissable.

Si l'on a des doutes sur la qualité du pain de gluten pur, on peut sans le vérifier au laboratoire, à l'analyse, voir son influence sur la composition des urines, en vingt-quatre heures. Dans le gluten du commerce, il reste plus de vingt pour cent de farine ordinaire. Il faut donc se défier d'un pain de gluten qui se rapproche d'un pain ordinaire par le goût et l'apparence.

A défaut de gluten, on a les échaudés non sucrés, les pains et les gâteaux de son, les gâteaux d'amandes non sucrés, les gâteaux à la caséine, à l'albumine végétale, etc., etc.; tous ces pains sont au moins aussi désagréables que le gluten pur.

Le pain de son, qui nous vient d'Angleterre, est inférieur au gluten; son seul avantage est qu'on en mange peu, c'est qu'il est presque insupportable.

Les gâteaux d'amandes douces, du Docteur Pavy, jouissent de propriétés nutritives incontestables; ses vingt-quatre pour cent d'huile, sont destinés à remplacer l'amidon des céréales dont l'usage est interdit au diabétique, c'est une ressource pour le malade qui ne peut supporter le gluten; il ne faut pas les condamner.

Pour terminer ce sujet, je répèterai que le pain de gluten, bien préparé, est préférable à tout autre. Ils sont trompés les diabétiques que j'ai vus tous les ans aux stations thermales, trompés par le premier boulanger, le premier patissier venu ; on leur dit : tout cela est sans sucre, sans amidon ; le goût en est agréable, ils dévorent tout ce qui leur est présenté, à leur grand détriment, à leur désavantage certain.

Après le pain de gluten, le diabétique peut choisir sans inconvénient, les mets suivants : Toutes les substances azotées ; viandes de toutes espèces, rôties, grillées, en bouillies ; bœuf, agneau, mouton, veau, volailles, gibier ; leurs préparations sera toutefois privées des sauces où entrent des fécules.

Il peut savourer les huîtres, les écrevisses, les homards, les crevettes, les sardines, le hareng saur ou frais.

à l'huile et tous les poissons d'eau douce et de mer.

Le jambon fumé ou salé, lui donne de l'appétit ; le saucisson, cru ou cuit, le matin lui est très bon.

Tous les fromages, à la crême, même les fermentés lui sont utiles.

Les œufs frais, qu'elle qu'en soit la préparation, doivent être acceptés.

Dans le régime végétal, il choisira les salades préparées, de préférence, à l'huile ou à la crême, peu de vinaigre ; l'artichaut, les épinards au gras, les choux-fleurs et ordinaires au beurre ou à l'huile; les asperges à l'huile, les haricots verts au jus, à la crême, au beurre, à l'huile, les petits pois sans sucre. Tous ces légumes doivent être blanchis, dit Bouchardat, en les coupant même et les

faisant bouillir avec la plus grande
quantité possible d'eau salée ; les
égouttant bien. Les légumes sucrés,
tels que navets, potirons, oignons,
avec la même préparation antérieure,
peuvent être utilisés.

Les fraises, si agréables, si appé-
tissantes, surtout lorsqu'on les a cul-
tivées soi-même, sont parfaitement
tolérées mais sans sucre ; on peut, si
leur arôme ne suffit pas, ajouter du
vin, quelques gouttes d'eau de vie ou
de rhum mais toujours sans sucre.

La patisserie n'est admise que
préparée avec la farine de gluten et
alors elle est peu agréable, pour celui
qui n'aime pas le gluten, mais au
moins, préparée ainsi, elle n'est pas
nuisible, blâmée.

Les potages, comme je l'ai dit

autre part, doivent être rares, sans
pain ou au pain de gluten.

Toujours et tous les jours l'analyse des urines après l'usage de tous
ces aliments est forcée ; elle seule
peut servir de guide ; on ne saurait
trop le répéter ; tel aliment donne
plus de sucre, éliminons-le ; tel autre
nourrit, soutient, sans augmentation
de sucre, préférons-le ; il faut que le
diabétique soit dans sa vie diabétique, son propre médecin. Manger
lentement est nécessaire, bien diviser, bien triturer, bien mâcher les
aliments, aide l'estomac qui n'a alors,
que la moitié de sa tâche à remplir ;
l'assimilation se fait sans efforts et le
corps tout entier s'en ressent.

Inutile de répéter que si le malade,
après un régime sérieux, va à la
guérison, que s'il n'a point ou peu

de sucré dans ses urines, il doit revenir à la vie ordinaire, se permettre
même des pommes de terre frites,
une tranche de melon, quelques
fruits, poires, pommes crues. Voilà
le régime que j'ai suivi autrefois,
celui que je suis tout disposé à suivre
encore, si je remarquais la moindre
trace de sucre.

Boissons permises; Boissons défendues.

———

Le Vin ; — la Bière.

Comment ne pas en boire ? On dit vulgairement que l'homme qui n'en boit pas est acariâtre, méchant ; on pourrait dire à plus juste raison, s'il est débilité, anémié, qu'il se fatigue très-vite sans lui ; il faut pour le diabétique, qui est dans ce cas, user de ce précieux don que Dieu nous a donné, mais il faut en user avec précaution et surtout le choisir.

Autrement, pour le diabétique, gare
les congestions à l'encéphale, le
sommeil, le surcroit de sucre dans
les urines, surtout s'il joint à son
usage immodéré, la pipe, le cigare,
la cigarette.

Le vin choisi étendu d'eau, doit
être la boisson favorite du diabétique. Les malades, en général, perdent dans la privation du vin un
réconfortant précieux ; les médecins
savent aujourd'hui en tirer un grand
parti. Sans lui, les vieillards diabétiques, par exemple, perdraient un
stimulant qui leur est nécessaire.

L'amour du vin est né d'un besoin
d'ébriété qui est, en général, dans
l'espèce humaine et auquel répon-
dent pour les uns, le haschisch, le
gin, le cava, l'eau de feu, l'absinthe.
Ne parlons pas de ces vilains noms ;

à nous, le vin suffit pour atténuer nos impressions réelles, voiler nos soucis. Il procure, en nous fortifiant, l'oubli des réalités tristes; il n'est pas possible cependant de se laisser aller à l'ivresse lourde, engourdissante qui avilit et insensibilise : *Tanquam potens crapulatus à vino.*

L'homme diabétique ne doit en boire qu'un litre en vingt-quatre heures, la femme diabétique, un demi-litre; il faut alors le couper avec eau simple ou eau alcaline de Vichy, de Vals.

J'ai dit que pour le diabétique, il fallait faire une différence pour les vins.

Ils sont composés, en général : d'eau, 878 grammes; tanin, acide succinique, bitartrate de potasse, sels divers, matières colorantes, etc., et 2 grammes enfin de traces d'alcools butyrique, amylique, d'aldéhyde, d'éthers divers.

Le tanin et les sels, en particulier le bitartrate de potasse, en sont, avec l'alcool, les éléments importants.

Le tanin, qui communique aux vins ses propriétés astringentes, est plus abondant dans les vins de Languedoc et du Roussillon; le diabétique constipé doit les éviter; ce tanin se trouve en moindre quantité dans les vins de Bordeaux et en plus petite proportion encore dans ceux de Bourgogne. Le bitartrate de potasse est contenu, dans ces derniers vins ordinaires, dans la proportion de 6 p. 100 en moyenne. Ce sel communique au vin ses propriétés laxatives et, comme on dit, tempérantes. Si le diabétique est sujet à la diarrhée, il doit boire des premiers. L'alcool est contenu dans le vin en proportions qui varient, selon la matière, la provenance, l'âge. Les bordeaux ordinaires contiennent 10 p. 100 d'alcool; les vins de Bourgogne 12; les vins d'Espagne 13, le Porto 25 p. 100. Les plus alcooliques sont le Manala, le Madère et le Porto, 25 p. 100 d'alcool pur; les moins alcooliques seraient le Chablis blanc, 7,88 p. 100, et le Château-Margot et le Château-Lafitte, 8,75 p. 100.

. Les vins capiteux, trop alcooliques, doivent être absolument défendus au diabétique, surtout s'il est nerveux, sujet à l'insomnie, aux tremblements.

Seuls les vins toniques, bordeaux, bourgogne, du Lot, du Périgord lui

conviennent surtout dans les moments fatigués; dans un âge avancé
âge où le vin lui est absolument nécessaire, parce qu'il active la diges-
tion, alors languissante.

Laissons de côté les vins sucrés.

Pour conclure, les vins de Bordeaux sont préférables; mais qui
peut se payer toujours du Bordeaux,
même ordinaire? Le diabétique peu
fortuné, est forcé de se rabattre sur
le vin de son pays, sur celui qui est
à sa portée, alors il lui faut surtout
s'il est très altéré, le couper avec
deux tiers d'eau ordinaire, ou mieux
avec une infusion froide de dix
grammes de quinquina concassé
pour un litre d'eau.

En tout cas le diabétique boira à
petits coups et froid; l'ingestion d'une
grande quantité de liquide distend

l'estomac, en trouble l'exercice ; distend les reins, les uretères, la vessie, même lorsque ce liquide n'est pas gazeux, sucré.

L'estomac souvent réclame cette grande abondance de liquide. De même que parfois il y a chez lui un appétit féroce (boulimie), de même parfois il y a un besoin insatiable de boissons ; il peut en contenir des quantités énormes, mais c'est un caprice, un besoin d'avoir beaucoup à digérer ; la preuve c'est qu'une ou deux cuillerées de boisson l'apaisent, à condition d'y revenir souvent. Cependant, si avec courage, on ne l'entend pas, si on ne veut lui obéir en esclave, il finit en peu de temps par ne plus réclamer.

Plusieurs auteurs disent qu'une grande quantité de liquides permis,

n'augmente pas la quantité de sucre
et qu'en diluant le sang et les humeurs
de l'économie et en activant la sécrétion rénale, elle ne peut que faciliter
l'excrétion des principes sucrés.
Pour moi, je n'obéis plus à ce besoin
auquel je ne pouvais résister, et je
m'en trouve fort bien ; il m'a fallu
combattre, me gendarmer à chaque
instant, mais j'y suis arrivé.

Aux repas l'estomac, trop distendu
par des principes aqueux, ne peut
plus contenir d'aliments et ce sont
les aliments nutritifs, toniques, réparateurs qui lui sont utiles.

La bière est une boisson très répandue, de premier ordre. Les pays
du Nord, l'Angleterre, la Belgique,
l'Allemagne, en particulier, en consomment une quantité immense. Le
diabétique si commun dans ces pays,
n'a pas les belles grappes rouges et
blanches de Bordeaux, de Bourgogne, etc., etc., que nous possédons.

Le riche peut se procurer leurs
produits, le pauvre doit forcément
boire de la bière, toujours de la bière,
et c'est pour lui un malheur. Qui peut
affirmer que ce ne soit pas, avec le
froid, une cause du diabète. Nous

diabétiques Français pourquoi nous laisser aller à cette préparation mauvaise, qui coûte souvent aussi cher et plus cher que nos bons vins communs.

La bière est mauvaise parce qu'elle est lourde, après en avoir bu, même en assez petite quantité, la marche un peu longue est pénible ; les jambes ressentent de la lassitude, de la pesanteur, il faut s'asseoir ; l'estomac, indisposé, ne peut digérer les aliments. Les Flamands, pour combattre ces effets, ont contracté l'habitude de boire du genièvre après la bière. Chez des diabétiques affaiblis, dont les nerfs ont perdu de leur ressort, le remède ne fait qu'aggraver le mal car, sans avoir recours aux liqueurs fortes, la bière elle-même l'enivre.

On ne saurait mettre le fait en

doute, c'est en vain qu'on prétend que la bière, la plus alcoolisée, ne contient pas plus de 9 °/₀ d'alcool ; ce serait du reste encore assez pour atteindre le résultat, eu égard aux proportions de liquides ingurgités. L'ivresse de la bière, diffère de celle du vin. On n'a pas confirmé l'assertion d'Aristote : que les ivrognes de vin tombent en avant et les ivrognes de bière en arrière, mais Athénée n'est pas le seul qui ait vu faire, à ceux qui usent de la boisson d'orge, les mêmes choses que ceux qui se trouvent pris de vin. Ils chantent et dansent, dit-il, comme les autres ivrognes ; est-ce donc depuis que les Allemands y ont introduit du houblon, que la boisson d'orge produit les effets de l'opium et du haschich ?

Le houblon, en effet, complique

l'action de l'alcool, de celle qui lui est propre et c'est peut-être à lui qu'il faut attribuer la somnolence hébétée, le sommeil lourd, la démarche traînante, les allures pesantes des buveurs de bière.

Le diabétique, enclin aux mauvaises digestions, au congestions de l'encéphale, doit, à tout prix, éviter la bière.

La bière du reste n'engraisse pas, ou mieux, elle ne donne, comme dit le paysan, que de la mauvaise graisse; c'est une sorte d'engraissement graisseux, qui ne procure ni force, ni forme, ni vigueur : *provocat urinam, ventremque mollit et inflat.* Le diabétique n'a pas besoin de provoquer, d'augmenter le flux urinaire, son ventre ne demande pas à être gonflé ; malheureusement il est assez fatigué de ces côtés-là.

La bière de lait a moins d'alcool et déssèche moins la bouche ; partant elle est préférable à la bière ordinaire qui désaltère bien moins qu'elle ne provoque à boire et à fumer.

M. Chevalier affirme que la bière de lait est un breuvage alimentaire, agréable au goût, réunissant au principe aromatique et amer du houblon, des principes nutritifs, toniques et réparateurs ; cette bière ne peut cependant former un appoint efficace au régime du diabétique fatigué, amaigri, car le lait ne lui est pas propice ; cependant je préfère cette seconde boisson à la bière ordinaire.

En résumé, quelle que soit la bière, un diabétique ne doit jamais en boire ou en boire très-peu.

Les Boissons autres que le vin et la bière

S'il est nécessaire de défendre la
bière aux diabétiques, il est encore
beaucoup d'autres boissons qui lui
sont complètement défendues. Les
alcools, l'eau-de-vie, le rhum, le
kirsch, à titre de principes calorifi-
ques, ont été ordonnés, mais il faut
se garder d'en trop prendre malgré
l'apparence de forces qu'ils procu-
rent; ils peuvent être tolérés mais
en petite quantité. Si l'on est maigre,
affaibli, excitable, il peut s'en suivre
une excitation nerveuse permanente,
fréquence du pouls, respiration précipitée, mouvements mal assurés.

Les boissons gazeuses doivent être
bannies du régime diabétique ; *verbi
gratiâ*, l'eau de seltz, la limonade,
la bière, le champagne.

Les liqueurs sucrées, quelles
qu'elles soient, ne doivent jamais
paraître devant eux.

Le lait est très-mauvais ; la crème
est tolérée.

Il faut peu d'aliments liquides, tels
que bouillons, consommés, soupes.

A table, dans la nuit, si l'on a trop
soif, on peut faire usage, en tout
temps, mais très modérement de
l'eau de Vichy (sources Hauterive,
Célestins, Saint-Yorre), ou de Vals
(source Saint-Jean). J'en buvais tous
les jours mais à peine un demi-verre,
un verre ; mon estomac en paraissait
très-satisfait. Beaucoup d'auteurs
engagent le malade à suspendre de

temps en temps les eaux alcalines ; si elles sont prises avec réserve, je ne vois pas cette nécessité, j'ai toujours fait le contraire avec grand profit.

Que fera le diabétique au café, au cercle, s'il en a pris l'habitude ? Eh mon Dieu ! Il ne fera pas tout à fait comme tout le monde mais il pourra encore se donner des distractions sans aggraver sa maladie, sans être remarqué.

La boisson favorite sera le Moka peu torréfié, le Bourbon, le Martinique sans sucre, il le dégustera froid, par petites gorgées afin qu'il dure longtemps ; il pourra même y joindre un peu de bon cognac, de rhum, de kirsch et suspendre le tout s'il y a la moindre excitation encéphalique.

Une infusion de thé, avec crême, sans sucre, peut suppléer le café et

en observant la remarque précédente
avec un peu de rhum, d'eau-de-vie,
de kirsch.

Vingt fois dans mon diabète, j'ai
ressenti le mauvais effet des liqueurs
fortes, je m'en tiens maintenant, si je
suis dans un lieu public, au café froid
et sans sucre, au thé simple ou avec
crème, je fuis les cartes, je cultive le
carambolage avec énergie et je sors
de ma réunion les bras et les jambes
alertes; j'ai fait de l'entraînement
sans m'en douter. Si je peux me
livrer au jeu de paume, au jeu de
quilles, je rentre chez moi content,
mes loisirs ont été bien employés.

Partout on peut se distraire, se
fortifier, suivre son régime, il suffit
de bien choisir ses amis, ses distractions, bientôt on s'habitue à un genre
de vie nouveau dont s'accommode

parfaitement la santè. Pourquoi, en somme, les boissons, les exercices utiles au diabétique ne vaudraient-ils pas les autres ? Ils sont plus toniques et coûtent aussi chers ; on peut donc être diabétique et n'être pas un Parias dans la société.

Du Tabac.

Maudit tabac! Tout le monde est contre lui, tout le monde est pour lui; il a été proscrit à son apparition par l'Etat; aujourd'hui c'est un de ses grands soutiens. En France seulement, le Ministre des finances, pour cette année 1877, vient de demander à l'industrie privée, une fourniture de onze millions et demi de kilogrammes de tabac en feuilles; cette véritable montagne de tabac ne représente que le tiers de la consommation totale pour la France.

Il y a dans notre beau pays, cinq millions six cent mille fumeurs, la consommation de chaque fumeur est évaluée à quatre kilogrammes quatre-vingt-dix-huit grammes par an, ce qui représente, en chiffres ronds, une consommation totale de vingt-huit millions de kilogrammes.

Sur quinze fumeurs, huit fument la pipe, cinq le cigare et deux la cigarette.

Quel que faible que soit, comparativement, le nombre des fumeurs qui usent de ce dernier moyen pour humer la nicotine, il se fait, en France, une consommation considérable de cigarettes; le nombre est de deux cent quatre-vingt-treize milliards par an; soit huit cent cinq millions par jour; trente millions par heure, cinq cent cinquante-neuf mille par minute.

Etant donnée la longueur des ci-

garettes ordinaires, toutes ces cigarettes mises bout à bout, donneraient
une longueur de 2,057,930 kilomètres, c'est-à-dire cinq cent quatorze
fois le tour de la terre.

Quel empoisonnement général!

Une société humanitaire s'est for-
mée pour chasser le tabac de nos
mœurs; de méchantes gens disent
que les membres de cette société
entrent dans la salle de réunion
le cigare à la bouche et en sortent de même. Il y a donc là un
grand attrait? Eh oui! Que ferait le
désœuvré, s'il n'avait sa pipe, son
cigare ou sa cigarette? Que ferait le
travailleur, surtout des villes, s'il ne
pouvait se reposer un instant, en
jetant au vent cette fumée bleuâtre
et ondulée; ces nuages vaporeux

qu'il suit au loin, d'un œil contemplatif, rêveur?

Le pauvre diabétique doit-il se priver de ce bonheur ineffable? Oui, cent fois oui! Rien ne lui est aussi préjudiciable. Il fume et sa bouche, se desséchant aussitôt, demande à boire; il boit; deux minutes après sa langue désaltérée, fraîche, claque sous son palais; il croit pouvoir fumer de nouveau; vaines illusions! Sa bouche devient encore sèche, une chaleur nouvelle se fait sentir à la gorge, jusque dans les fosses nasales; il boit une troisième fois; la luette ne s'attache plus entre les piliers de l'arrière gorge; la salive abonde, il est heureux; mais c'est une passion! Le tabac se présente encore à son idée, il fume toujours. De là une quantité énorme de bière, café, alcool, limonade, etc., toutes boissons, au suprême degré mau-vaises pour le diabétique. Il voit alors ses urines se charger de ce sucre désagréable, effet en partie indirec-te, ou mieux directe, de ce tabac maudit.

D'un autre côté, que doit dire l'estomac, sous cette influence? l'es-tomac lié d'une manière si intime à l'affection diabétique, l'estomac qui a été considéré comme siége de la maladie, lui enfin qui joue un si grand rôle dans cette diathèse géné-rale.

Un fumeur de profession non-seulement est altéré, mais il a encore de mauvaises digestions; voyez-le, au matin, vomissant ou mieux s'efforçant, à grands renforts de toux, d'expectorer ces glaires, ces

mucosités douceâtres, parfois san-
guinolentes, qui le fatiguent pendant
une demi-heure.

Il ne se figure pas que c'est la
trop grande quantité de nicotine
absorbée, la veille, qui est cause de
tout cela ; il est empoisonné et il ne
le comprend pas ; il va à sa ruine et
il n'y songe pas !

Cependant, il doit remarquer qu'il
ne mange plus, qu'il est engourdi,
que la mémoire s'affaiblit, que l'intelligence s'en va.

Remarquez-le, lui diabétique et
fumeur, sous l'influence des alcools
que lui fait absorber le tabac, il a
envie de dormir, il appuie la tête sur
ses mains, près de la table, près du
foyer ; s'il ne se promène immédia-
tement, surtout après le repas, le soir,
la nuit, la journée sont mauvais, il y

a menace de congestion cérébrale, encéphalique ; congestion toujours redoutable, terrible si elle se renouvelle souvent.

Quelques auteurs indulgents permettent une pipe après chaque repas ; ils ont tort ; on ne doit en tolérer aucune, car que de peines, si l'on ne prend de suite sa résolution ferme, arrêtée, de ne plus fumer !

Je me suis toujours repenti d'avoir fumé ; mon estomac, ma mémoire, mon intelligence me disaient ne fume plus. A la fin j'ai obéi, je n'ai plus fumé, mais que d'efforts il m'a fallu faire pour m'en priver ! J'avais beau me tromper moi-même, oublier ma pipe, mon tabac ; je me procurai le tout à la station voisine.

Un écrivain, de mes amis, homme de grande intelligence, devint fou un

jour; il passait sa nuit, sa journée à
écrire et fumait pendant ce temps dix
à quinze cigares de première qualité. Ces cigares, mis de côté, il
retrouve son esprit ; mais une fois la
guérison venue, il revint à ses cigares chéris, les mêmes phénomènes
d'hallucination reparurent pour disparaître encore après la privation des
cigares. Il a fallu, pour le convaincre,
trois accès de folie ; il ne fume plus
et depuis ce temps, qui est déjà long,
sa raison est parfaite.

Pour combattre cette funeste habitude, j'ai placé dans ma bouche des
graines de cacao caraque torréfiées ;
un petit carnet, placé dans ma poche,
en était rempli ; au lieu de prendre
ma pipe, je cherchais une de ces
graines et ma bouche trompée, ma
langue occupée, mon ennui diminué,

je finis par oublier ce tabac que je trouve aujourd'hui dégoûtant, de mauvaise odeur, repoussant.

Tout autre corps, un caillou même, non pour perfectionner son éloquence, comme Démosthène, mais pour assurer sa guérison, peut être employé par le diabétique qui avant tout, a en honneur et souci le soin de sa santé.

**Thérapeutique diabétique.
Médicaments de l'assimilation.
Médicaments de l'innervation.
Médicaments toniques.**

Les médicaments anti-diabétiques!
A quel nombre les évaluer? Ils sont
presque innombrables, comme dans
toutes les maladies difficiles à guérir,
par exemple dans la phthisie, les
scrophules, les diathèses générales.

On peut dire que plus une maladie
est grave, plus la pharmacopée offre
de moyens de guérison ; tous les
praticiens sentent les difficultés, s'in-
génient pour lutter contre le mal,
de là combien de tâtonnements,
d'essais inutiles ou même mauvais !

Dans le sujet qui nous occupe, on ne connaît pas sûrement le siége de la maladie; comment être certain des ressources thérapeutiques employées à la guérison? Soyons donc sobres, attaquons de préférence les symptômes, les effets qui ne peuvent nous échapper.

Laissons de côté Rollan, Thénard, Dupuytren, etc., etc., hommes de grands mérites, mais à la recherche de la vérité; laissons la médication externe, violente, *verbi gratia*, vésicatoires, moxas, cautères appliqués sur la colonne vertébrale; le patient en souffre beaucoup et n'en tire aucun avantage; il pourrait même se repentir de ces plaies, dans une maladie ou la moindre écorchure peut devenir et devient tous les jours funeste, irrémédiable.

On ne doit cependant pas rejeter toutes les découvertes de la science, en dehors des symptômes, des effets. Quelques-unes sont très-utiles, je n'indiquerai ici que les médicaments dont j'ai ressenti les bons effets; ils s'adressent : 1° à l'assimilation; 2° à l'innervation; 3° au régime tonique; les boissons acides sont mises de côté.

Médicaments de l'assimilation.

Il est probable que la soude, les alcalins, en général, ont une action directement curative dans le diabéte puisque c'est aux conditions mêmes qui président à la formation du sucre, qu'ils s'adressent. Nous avons le bicarbonate, le tartrate et le citrate de soude.

Le bicarbonate s'emploie, à la dose de quinze grammes par jour, dissous dans de l'eau et avant le repas.

Le tartrate peut se prendre à trente grammes par jour, dans un litre de Bordeaux.

Le citrate est employé de même. M. Bouchardat préfère le carbonate d'ammoniaque.

Les sels de potasse peuvent suppléer aux sels de soude.

Le péroxyde d'hydrogène nous vient de l'Angleterre (Richardson); il a eu sa vogue.

L'éther azotique ne produit rien.

La teinture d'iode, de cinq à dix gouttes, avant le repas, diminue le sucre urinaire mais sans guérison.

L'inhalation d'oxygène, dit-on, réduit souvent le sucre de l'urine alors que la glycosurie a résisté aux autres moyens rationnels; elle active le retour des forces lorsque l'appétit est insuffisant et les digestions languissantes. J'ai essayé longtemps de ce moyen et n'ai rien remarqué de nouveau; c'est fort ennuyeux, voilà tout. Je préfère de beaucoup le travail forcé qui vous fait respirer à long trait. L'oxygène pur, très-favorable au développement des vésicules pulmonaires, exerce les muscles de tout le corps et entretient, dans un bon état, la surface cutanée.

L'inhalation de l'oxygène ne peut convenir qu'aux diabétiques incapables de s'exercer.

Médicaments de l'innervation

L'opium, préconisé par M. Pecho-
lier, dont j'ai snivi les cours pendant
quelque temps, à l'école de Montpellier, me paraît plutôt nuisible
qu'utile. Je n'ai remarqué, dans cette
médication, ni diminution de la soif,
ni diminution de la polyurie; elle
n'arrête pas l'affaiblissement; je me
suis servi de l'extrait d'opium depuis
cinq centigrammes jusqu'à un gr.
par jour, à doses progressives. J'ai
observé que, non-seulement ce
médicament n'arrêtait point l'affaiblissement, mais qu'il l'augmentait.
Dans une nuit sans sommeil, il peut
vous engourdir, vous assoupir, mais

quel engourdissement ! quel assou-
pissement ! Vous êtes là haletant sur
votre lit, vous ne dormez pas, vous
ne veillez pas, vous êtes dans
une torpeur fatigante , désespérante
même pour ceux qui vous entourent; vous allez jusqu'à l'hallucination ; de vilains cauchemars vous
tourmentent; la journée se ressent
de ce sommeil forcé, si sommeil il y
a ; l'appétit, au lieu d'augmenter, se
ralentit, vous êtes hébété, ahuri.

Le bromure de potassium agit sur
les centres nerveux et sur les petits
vaisseaux ; il ne peut donc s'adresser
qu'aux diabétiques ayant un trouble
marqué de l'innervation ou de la cir-
culation.

Je laisse de côté la valériane, le
camphre, la belladone, la morphyne,
la strychnine, le seigle ergoté.

Les limonades acides, limonades nitriques, sulfuriques, phosphoriques, chlorhydriques, donnent un goût agréable à la bouche et calment la soif, mais pour peu de temps et produisent bientôt des troubles digestifs comme sensations de brûlures pénibles à l'estomac et dans les intestins. Les boissons acides augmentent plutôt qu'elles ne diminuent la glycosurie.

Ne parlons pas des astringents, des vomitifs, des purgatifs ; ces médicaments ne peuvent s'adresser qu'aux phénomènes particuliers à toutes les maladies.

Médicaments toniques.

On a beaucoup insisté sur les médicaments de l'assimilation, de

l'innervation, des boissons acides,
et peu sur la médication tonique;
cependant c'est bien le côté le plus
sensible, celui qui paraît, en tout
temps, devoir être employé Certes
les alcalins, sous toutes les formes,
sont parfaits dans le diabète; nos
eaux de Vichy, de Vals, de Carlsbad,
sont de véritables bienfaits donnés,
à larges mains, par la nature, aux
pauvres diabétiques ; certes si le
malade est trop agité, trop nerveux,
l'opium que je n'aime pas, le bromure de potassium etc., etc., peuvent
parfois le calmer ; mais franchement,
quel espoir essentiellement curatif
en attendre ? Est-ce que les toniques,
dans une maladie, si débilitante, si
désorganisante, qui va jusqu'à vous
priver de votre souffle, de votre pen-
sée, de tous vos membres, ne sont

pas préférables ? Cela va de soi; il faut avoir été diabétique pour le sentir et l'apprécier.

Aussi après avoir tout essayé, je me suis fait, à moi, vers la sixième année, ma manière de vivre, et j'engage les diabétiques à me suivre religieusement dans ce traitement, car dès ce moment seul, j'ai ressenti de la force, de la vigueur, de la joie, de l'espoir.

Ma guérison en a été la suite, le couronnement.

RÉSUMÉ.

Il sera bref, court, ce résumé; ma vie ordinaire, le régime que j'ai employé, suivi, pour arriver à la guérison, en feront seule la base, le fond. Je vais décrire la voie que je suivais, étant diabétique, du matin au soir, du soir au matin, telle que la renferme la première et la deuxiéme partie de ce livre.

Diabétiques, suivez-moi :

1° Le matin, de bonne heure, vous sortez de votre chambre, située au soleil levant, chaude, saine; de suite les fenêtres sont ouvertes et l'air pur entre avec abondance; c'est une

provision de santé pour la nuit suivante.

2° Vous passez ensuite au lavabo;
là vous attend tout ce qui est utile à
votre bouche; brosses douces, solution de chlorate de potasse, de quinquina, de tanin etc., etc. Vos gencives, alors, seront bonnes, fortifiées
en peu de temps et vos dents ne tom-
beront plus.

3° A côté, sera placée l'urine de la
nuit, l'éprouvette, la lampe à alcool,
la potasse caustique ou le lait de
chaux, suivant les procédés simples
de Bouchardat ou de Mialhe, l'analyse sera vite faite, par vous-mêmes,
si vous avez de la bonne volonté et
si vous êtes éloignés de médecins, de
chimistes. De toute nécessité, il la
faut, cette analyse, tous les matins:
c'est votre baromètre, votre équation.

Sans cette analyse, vous serez toujours dans le vague ; jamais vous ne
saurez si vous avez bien suivi votre
régime la veille ; si vos urines sont
meilleures.

4° Près de votre laboratoire, est le
jardin ; vous bêcherez, vous ferez
aller vos bras, vos jambes, à n'importe quel travail, puis vous irez
déjeûner d'un bon appétit.

La gymnastique de chambre de
Pichery remplacera le jardin, si vous
n'en avez pas.

5° Ici commence votre régime des
repas. Vous ne mangerez que du
pain de gluten ; vous laisserez de
côté les aliments sucrés, féculents.
Si le pain de gluten vous répugne
trop, ce qui sera un malheur, vous
userez de temps en temps, du pain
bien cuit, bien grillé. Les viandes,

surtout sont utiles, quelle qu'en soit l'espèce.

Toujours, il vous faudra bien mâcher, bien diviser, bien triturer les aliments; les prendre avec modération, deux ou trois fois au plus par jour. Une bonne promenade suivra les repas pour éviter le sommeil, la congestion de l'encéphale.

6° Le vin, et surtout celui de Bordeaux, sera votre boisson favorite; vous en boirez un litre par jour; la femme n'en prendra qu'un demi litre. Les eaux alcalines de Vichy, de Vals, etc., la décoction de quinquina, une cuillerée graduée de tartrate de potasse, de soude pour un litre, d'eau ordinaire seront mélangées dans le vin même le moins alcoolique. Vous boirez, à petite gorgée, lentement; l'urine rendue sera en proportion du liquide ingéré. Vous ne boirez pas ou peu d'alcool, point de bière, point de limonades gazeuses. Le café froid, sans sucre, est toléré.

Vous combattrez la soif, entre les repas, en mâchant longuement des graines de cacao caraques torréfiées; un corps quelconque, un caillou même, suffit pour amuser la bouche et tromper la soif.

7° Entre les repas vient encore l'exercice, toujours l'exercice; pour l'homme des campagnes, c'est son jardin, ce sont ses champs; pour l'homme de ville, ses courses à pied, son gymnase, au dehors; chez lui, au café, le billard, les quilles, le jeu de paume.

8° Le jour, le soir, la nuit, vous éviterez le froid; vous le fuirez de toutes vos forces. Donc, flanelles le jour, couvertures la nuit, sinon crampes, déchirements, douleurs acerbes, engorgements des poumons apparaîtront infailliblement. L'estomac, les intestins, la nuit, ont horreur du froid. Pendant le sommeil, il faut se coucher non sur le dos, mais sur les côtés pour éviter les sueurs abondantes, la congestion inévitable des reins.

9° Si une, deux cataractes surviennent, ne craignez pas l'opération. Dans l'ambliopie, ne désespérez pas; si vous suivez religieusement le régime diabétique, la vue reviendra facilement.

10° Quant aux odeurs du diabétique, qui ont été fort exagérées, vous pouvez les atténuer en changeant souvent de linges, de vêtements. Une excessive propreté est utile à tout le monde, surtout au diabétique.

11. Vous éviterez le manque de nourriture, il la faut toujours suffisante et réglée, autant que faire se peut; vous aurez toujours quelques aliments, quelques boissons toniques, dans votre voiture, près de votre lit, le tout sera conforme au régime.

12. Les impressions, surtout pénibles, sont détestables pour les sujets nerveux; le cœur n'aime pas les irritations, l'encéphale les déteste. Prière à l'entourage du malade de le circonscrire, de le mettre à l'abri de toutes nouvelles désagréables et même trop agréables.

13. La compagne, l'épouse du diabétique veillera à ses repas, à sa toilette; elle le forcera, vu sa nonchalance, à suivre son régime, ses

exercices ; elle respectera sa frigidité et sera son ange gardien.

14. Au début du diabète, les eaux thermales de Vichy, Carlshad, Vals, Marienbad, Pougues, etc., sont parfaites, mais là surtout, le diabétique doit être sérieux, suivre son régime, les exercices, l'entraînement.

Néris est très bon pour les crampes, les douleurs, les éruptions diabétiques.

Les bains de mer, si l'on n'est pas trop faible, font merveille ; il faut les prendre sur les plages salubres, saines, chaudes, au moins tempérées, où le chlore, l'iode se dégagent en grande quantité.

Un diabétique affaibli, peut parfaitement se trouver des simples promenades, d'un séjour un peu prolongé sur ces rivages.

15. L'hydrothérapie est un puissant adjuvant pour relever les forces du diabétique; il en usera tous les jours, à froid, mais seulement pendant une ou deux minutes; viendra ensuite une forte réaction par les frictions, le massage, les courses; — c'est la condition *sine quâ non.*

16. Le tabac doit être absolument défendu au diabétique; c'est un empoisonnement lent, progressif, chez tout le monde, c'est de plus chez lui, diabétique, une cause de sécheresse dans la bouche, un excitant à boire indéfiniment, ce qui lui est très-préjudiciable.

17. Les médicaments anti-diabétiques sont décrits dans mon dernier chapitre; je n'y fais remarquer que ceux qui m'ont fait du bien au point de vue de l'assimilation, de l'inner-

vation. Les toniques surtout ont eu ma préférence ; c'est sur cette dernière série de médicaments, qu'aidé des alcalins, de l'entraînement, sous toutes les formes, j'ai basé, formulé, les pilules anti-diabétiques-toniques dont j'ai retiré un très-grand bienfait.

Ma guérison est due en grande partie à ces pilules.

émises n'a eu d'égal que celui des remèdes dont on a tenté l'emploi et dont l'incertitude d'action le dispute à leur mauvais choix.

Avec moins de théories, avec plus de certitude il ordonne avec succès les **Pilules anti-diabétiques du Docteur Blanchet,** inventées et éprouvées par lui.

Les recherches pratiques du Docteur BLANCHET, les examens faits sur lui-même à chaque instant du jour et de la nuit, les résultats heureux et incontestables qu'il a obtenus après douze années de lutte, méritent toute confiance.

Les médecins non diabétiques, ordonnent d'après les assertions de leurs malades; lui, a observé, essayé, remarqué, non-seulement sur ses clients, mais sur lui-même, les sources, les effets et les suites de sa maladie. Ses moyens basés sur les ressources de l'art, doivent parconséquent être plus vrais, plus surs et moins faillibles. Voici ce qu'il dit dans son ouvrage :

« J'ai été forcé d'étudier, de voir, d'éprouver et enfin de conclure. » Aidé par un jeune chimiste déjà bien connu, Armand BERTRAND, il a composé ses **Pilules anti-diabétiques** qui, accompagnées des eaux alcalines, d'un traitement *suivi*, incessant, agissent d'une manière surprenante. Après quelques mois de ce traitement, sous leur influence et celle de l'exercice et *du régime décrit minutieusement dans son livre sur le Diabète,* la soif cesse, les forces reviennent, le sucre diminue, la coloration de l'urine, de blanche qu'elle était, passe à la coloration naturelle, et bientôt le diabétique retrouve sa première vigueur.

Médecine, se trouve chez l'auteur, à Vichy (Allier), villa d'Alsace à l'angle de la rue Lucas et du Boulevard National où consulte le Docteur BLANCHET, dans toutes les librairies de Vichy et chez le préparateur des produits anti-diabétiques du Dr BLANCHET, M. ECHÉGUT, pharmacien-

MODE D'EMPLOI :

Les Pilules du Docteur Blanchet se prennent à la dose de quatre à six par jour, deux heures avant le repas, soit deux à trois le matin, autant le soir ; un liquide digestif, une infusion de camomille, centaurée aide à l'absorption des pilules.

PRIX : 3 francs le Flacon en France (¹).

M. le Docteur BLANCHET ne répond que des Pilules et Elixir préparés par M. ECHÉGUT, pharmacien-chimiste, à Moulins ; aussi, engage-t-il les clients soucieux de leur santé, à exiger sur les flacons le nom du préparateur ECHÉGUT et la signature de l'auteur : *Docteur Blanchet.*

(¹) Les Pilules sont expédiées *franco* à domicile contre mandat poste

TABLE DES MATIÈRES

PREMIÈRE PARTIE

DEUXIÈME PARTIE

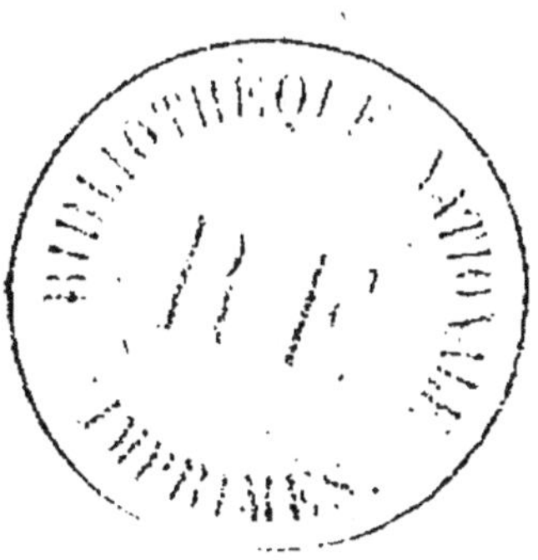

MOULINS. — IMP. CRÉPIN-LEBLOND

OUVRAGES DU MÊME AUTEUR

Docteur J. BLANCHET

C F   R M E

Du Tabo   t de N   al :   ses effets
dés   l'homme   ur l   recore
Pri   ; au Lycée; aux écoles S   les civiles
ou militaires, etc., etc. *prix obtenu au cours de 1877*.

SOUS PRESSE :

La P rmacie n'est plus. — La Médecine s'en va
Sorciers — Sorcières

A teur d'Etudes sur l'emploi du feu en chirurgie,
du cautère actuel, du cautère galvanique,
du outeau galvano caustique hémostatique à chaleur
graduée.

De Lettres publiées dans la *Gazette des Hopitaux*,
sur la Trachéotomie.

Inventeur de la Canule graduée
nécessaire à la suite de l'opération de la Trachéotomie
chez les sujets nerveux, etc.

Moulins, imp. Crépin Leblond. — 696